CÓMO HACER QUE TE PASEN COSAS BUENAS

U0379104

我疗愈

[西] 玛丽安·罗哈斯·埃斯塔普 著
Marian Rojas Estapé

张晰雯 译

北京时代华文书局

图书在版编目（CIP）数据

自我疗愈 / （西）玛丽安·罗哈斯·埃斯塔普著；张晰雯译 . -- 北京 : 北京时代华文书局，2023.10

　　ISBN 978-7-5699-4991-9

Ⅰ.①自… Ⅱ.①玛… ②张… Ⅲ.①精神疗法 Ⅳ.① R749.055

中国国家版本馆 CIP 数据核字 (2023) 第 134532 号

Cómo hacer que te pasen cosas buenas by Marian Rojas Estapé.
Copyright © Marian Rojas Estapé 2018.
All rights reserved.
Spain edition Original published by Editorial Planeta,S.A.
Chinese (in simplified character only) translation copyright 2023 by Beijing Time-Chinese Publishing House Co., Ltd.
Chinese (in simplified characters only) translation rights arranged with Book and Film Rights (Grupo Planeta) through Peony Literary Agency Limited.

北京市版权局著作权合同登记号 图字：01-2020-2191

Ziwo Liaoyu

出 版 人：陈　涛
策划编辑：周　磊
责任编辑：张正萌
责任校对：李一之
装帧设计：孙丽莉　迟　稳
责任印制：訾　敬

出版发行：北京时代华文书局 http://www.bjsdsj.com.cn
　　　　　北京市东城区安定门外大街 138 号皇城国际大厦 A 座 8 层
　　　　　邮编：100011　电话：010-64263661　64261528

印　　刷：三河市兴博印务有限公司　0316-5166530
开　　本：880 mm×1230 mm　1/32　　　成品尺寸：145 mm×210 mm
印　　张：8.5　　　　　　　　　　　　字　　数：186 千字
版　　次：2023 年 11 月第 1 版　　　　印　　次：2023 年 11 月第 1 次印刷
定　　价：45.00 元

版权所有，侵权必究
本书如有印刷、装订等质量问题，本社负责调换，电话：010-64267955。

写在启程前

千里之行，始于足下。

——老子

人们在乘坐飞机、火车等交通工具的途中常常发生奇妙的事情。当这样的契机来临时，我们只需要顺水推舟，去观察，去参与。我生命中最美好的经历之一便是在这样的情境下发生的。

几年前，在一趟纽约飞往伦敦的航班上，我靠舷窗而坐。这是我最喜欢的位置，因为我习惯在旅途中欣赏碧空白云和辽阔的大海，特别是与人类在地面上经历的种种相较，我尤其能体会到大自然的浩瀚无垠和人类的微不足道。

我常会观察坐在我旁边的乘客。长达数小时的飞行中，一个人总会和他邻座的人产生某种联系。比如，我会分析他的读物或屏幕上的内容。他有没有吃饭？有没有睡觉？我还会不由自主地开始推测他的境遇和旅行的原因。他是否有家室？是否为了公务而出差？总有人要起身离座，出于教养，两人会有简单的交流。飞机落地后，两人也常常会真诚地道别。

"当你用心观察一个人的时候，你会发现此人何其有趣"，这句话始终萦绕我心。旅途中的人们常有交谈，也正因为这些交谈，我得以认识了一些有趣的人，与他们之间发生的故事也在我的生命中留下了种种印记。

在这趟从纽约起飞的航班上，我旁边坐着一位老先生。他读着报纸，我则从包中拿出了解剖学的课堂笔记。我画的图非常糟糕——我一向不擅长画图，正当我试图记住那数百个名称时，我注意到隔壁乘客的目光落在了我的笔记上，于是我冲他微笑着说：

"我是医学专业的学生。"

老先生回答道：

"我父亲是一名医生。"

我迅速打量他——这是我自小养成的习惯。虽然面露诚恳，但他的目光中却保持着几分冷峻和距离感。我不禁好奇地问道：

"您继承了您父亲的职业吗？"

"没有，我更喜欢调查研究。"

"什么类型的调查研究呢？"

"恐怖主义。"

我合上了笔记，和这位先生展开了一段非常有意思的交谈。至于复习肌肉组织和那些奇怪骨骼的事情，等我到达马德里之后再说吧。我的新朋友向我坦承，他在美国中央情报局（CIA）工作了三十多年，刚刚退休，不久前才可以更加"自由"地谈论他的工作。在接下来的旅程里，他给我解释了伊拉克战争和该地区地缘政治的紧张局势，石油和天然气管道引发的冲突以及不同西方国家的利益……所有种种呈现在一张他临时画的中东地图上，地图上的箭头指向四面八方。

我对历史和国际关系十分热衷，当时更是一刻不停地记着笔记。交谈中，我提到自己将来想成为一名精神病医生。

他仔细打量着我，沉默片刻之后，开始询问我的爱好和性格方面的问题。我不太习惯别人如此密集地向我发问，因为一般情况下是由我来提问，尽管如此，我还是尽力给出了最真诚的答案。

过了一会儿，他提出我完成学业后，可以到CIA工作，担任法医或调查领域的精神病专家等。我的眼神一瞬间亮了起来，对我来说那是一个令人向往的世界。于是我微笑着说："只要不让我去犯罪现场就好，不然我会有点害怕。"

他留下了联系方式，之后我们就告别了。我给他写过几次信，在接下来的几年里我们一直保持着通信。

遗憾的是，让读者失望了，我之后并没有去CIA工作，因为生活带我走向了不同的道路。但我的钱夹里一直存放着这位调查员朋友的名片，提醒着我曾经机会就在眼前，不过必须主动抓住它们。

在我看来，最刺痛人心的话莫过于"事情往往在你不抱期望之后才会发生"。不会有人主动找上门来，奉上我们的人生规划，我们必须主动出击。

最令人痛苦的事之一便是我们不知道如何选择前方的道路。做出正确的决定就像一个不可能完成的挑战。我们生活在一个处处是机会的世界，一切都唾手可得。我们身处历史上最繁荣的时代，如今，一个7岁小孩都能够接收到比之前任何人更多的信息和刺激——音乐、声音、食物、味道、图像、视频……

过多的刺激增加了我们做决定的难度。如今的青少年常常茫然失措，不知自己该去向何方。他们面对的求学和职业的选择数不胜数，在其中做出正确的决定几乎不可能。无穷无尽的可能性使人眼花缭乱，每个人都不确定该选择怎样的人生道路。这是一个迷茫盛行、承诺难行的时代。我看到越来越多的青少年对前路一片茫然。因为要想做出决定，你先要能够感受。

现在的青少年生活在充斥着信息和情绪的环境中，以至于他们需要不断地获得满足才会前进。生于20世纪80年代之前和90年代之后的两代人之间存在着一道鲜明的鸿沟。而我们这些生于1980—1990年的一代人则身处重大的转变之中。

生于20世纪80年代之前的人，一般来说都经历过艰苦奋斗，其中许多人都是在物质匮乏的环境中长大的，通过努力打拼来改善家庭的生活质量。他们对数字世界、互联网和社交网络的使用程度远远落后于青少年群体，他们的人际关系、工作和生活方式以及信仰都建立在与如今的青少年完全不同的基础之上。

20世纪90年代发生了一件重大事件——互联网诞生了。通过这本书，我们将了解当今社会最年轻的一代——他们从出生便开始接受无穷无尽的刺激——是如何受这种刺激大爆炸的影响的，以及社交网络对人类大脑的满足机制的影响，由此我们会明白为什么这一代青少年常常会感到深切的不满足。为了在教育、情绪、情感、职业和经济等方面激励他们，我们通常需要给他们更强烈的刺激。

本书谈到了几种要素。每个人的生命中都会有一些无比艰难的时刻，需要寻求支撑渡过难关。其余的时间我们要为"最理想的生活版本"而奋斗。我会提到态度和乐观主义——我们怎样对待生活，生活就会怎样对待我们。我们预先的准备和态度能决定我们面对生活的应对方式。

经年的实验表明，一个人面对各种问题决定采用的应对方式会影响其结果。我们的大脑、生理标记物、基因、细胞、感觉、情绪和思想是作为一个整体运作的，生理疾病常常和情绪有直接的关系。为了便于读者理解我们的大脑，管理情绪，改善生活，我将尝试深入浅出地做些相关阐述。如今，神经科学，具体来说是神经生物学和我们所说的潜意识——从情绪到精神深处——可以对我们大部分的行为做出解释。

这本书讲到了幸福和成功，幸福是人人渴望的，成功却是一个巨大的谎言。在很多次的心理咨询中，我有幸有机会向那些能够克服不幸、痛苦和失败的人表达我的钦佩。我的父亲，也是我伟大的人生导师告诉我："成功教不会我们的，失败可以。"

在这本书里我想阐述的不仅仅是大脑、心理和身体的问题，更重要的是我们生活中积极、健康的方方面面；我希望能够帮助读者改善身心健康，收获幸福。

现在，我们即将开始一段激动人心的自我疗愈旅程，了解自我，重塑自我。每个人都有第二次机会，可以重新憧憬和规划更好的人生。

玛丽安·罗哈斯·埃斯塔普

目　录

第 1 章

目的：幸福

幸福是什么？

幸福是无法被定义的，唯有去"体验"。我们想要了解幸福，就需要切身感受，而只要感受过一次，你就会发现，幸福的滋味难以用语言来描述。尽管如此，我们还是要试着从不同的角度来了解幸福。

我想先说明：通往幸福的路永远没有捷径，也没有什么快速获得幸福的指南。许多关于自我激励的书都因承诺为读者提供获得幸福的快速法门而备受批评。但事实上，我们如今拥有大量的研究成果和科学数据，它们在一定程度上可以让我们准确地知道获得幸福所不可或缺的生理和心理标准。

精神病医生研究精神类疾病，或者更确切地说，研究精神或情绪紊乱的患者。我们这一行业经常会举办一些大大小小的会议，医生们聚在一起讨论关于大脑或大脑中的特定区域、神经细胞的标记及其背后的生理机能，分析内部或外部原因来帮助治疗精神类疾病或提高诊断的可靠性，以及最新的实验治疗方案等问题。总之，我们会使用所有可能有效的科学方法来治疗人们精神上出现的疾病。

我儿时的理想就是作为医生帮助和治愈饱受悲伤和痛苦困扰的人，为此我长大后便开始研究关于幸福、惬意、爱情、同情和快乐的课题，并向自己提出了一系列难以回答的问题：为什么有的人无论遇到什么情况都在不停地抱怨？是否真的存在运气好或运气坏这一说法？基因在人的思想和性格的塑造中有多重要？哪些因素使人感到幸福或者不幸？对这些问题的研究引领我走上了多方面的探索道路，并促使我阅读了很多具有启发性的读物。

如今，我们社会的富裕水平达到了前所未有的高度，我们所拥有的东西比以往任何时候都多。我们的需求很容易得到满足，我们可以尝试很多事情，大多数情况下人们只需要在电子媒介的屏幕上点击即可。但是，尽管我们再不情愿，也必须逃离这种生活方式，这种我们已经习惯了的、过剩化的生活方式。

有时候我们相信自己值得拥有一切，流行的物质主义所带来的这种理念使我们理所应当地认为我们能够获得自己想要的一切。然而，单纯的物质积累是无法带领我们走向幸福的，也不能真正地充实我们的内心。

真正的幸福源于我们在生活中努力发挥最大的价值而活出精彩。幸福是将生活视为一件小小的艺术品，通过我们每天不断地打磨来使之达到最理想的状态。

幸福与我们赋予自己的生命和存在的价值密切相关。

走向幸福的第一步是了解我们对生活的期待。很多人正遭受着巨大的精神空虚，人们更愿意用"感觉"来代替"感受"，并试图通过对感觉上的疯狂探索，例如身体上的愉悦——性、食物、酒精等来填补内心的空虚。人们有一种无法被满足的需求，那就是体验全新的、更强烈的情感和感觉。享受性关系、精心烹调的美食或美酒本身并没有什么错，错的是对这些感觉的追求取代了生活的真正意义。在失去方向的人生里，刺激感的积累能够给人带来短暂的满足，但内心的空虚会像黑洞一般逐渐蚕食我们的生命，最终会不可避免地导致我们心理世界的崩塌和破坏性行为的发生。

直到此刻，身受其害的人或其周遭的人才会意识到脱身之难，才会开始寻求外部力量的帮助。精神病医生和心理医生也由此开始帮助患者重建人生。

人类总是追求拥有更多，认为幸福和占有紧密相连。我们穷极一生寻求经济稳定、社会稳定、职业稳定、情感稳定……，寻求安全感、名誉、物质、友情……，然而真正的幸福不在于我们拥有什么，而在于我们本身是什么。我们的性格和品质才是我们获得真正幸福的基础。

注意！要小心那种"轻易的幸福"——只需要轻点屏幕，就能得到一切。一旦社会上超过20%的人因情绪问题需要接受治疗，这种唾手可得的物质幸福便不再奏效了。

如果物质的积累不能使人幸福的话，怎样才能呢？以我所见，在如此复杂多变的世界里，对幸福的追求要回归我们的个人品质。是哪些品质呢？是那些能帮助我们完善自我、成为更好的自己的品质。这是幸福的基础，也是在混沌迷茫的时刻引领我们前行的灯塔。

当一个人迷失方向的时候，优良的品质和清晰的准则能为人生之船保驾护航。亚里士多德在《尼各马可伦理学》中提到："我们要像瞄准靶子的弓箭手那样度过这一生。"如今靶子不再有，弓箭手不再有，只剩下箭矢混乱地飞往四面八方。

我认为，从社会学角度分析美军战争学院提出的缩写词VUCA可以帮助我们理解当今的社会。

VUCA解释为易变性（Volatility）、不确定性（Uncertainty）、复杂性（Complexity）和模糊性（Ambiguity）。这个词最初用于描述冷战结束后的世界，如今在政治、社会和教育领域用于描述环境、文化和心理状况。

易变性指的是变化迅速。没有什么是一成不变的——新闻网站为吸引读者每几秒便会更新内容，服饰潮流和热门话题几天之内便会更新换代，经济和股市以小时为单位波动着……

不确定性指一切都是不可预见的。世界一刻不停地发生着大大小小的事，人们会在情况不断变化中受到波及。尽管存在一些试图预见未来的算法，但现实往往会超越想象。

复杂性可以解释为我们每个人都是相互关联的，人类知识的精确程度几乎是无限的，甚至最小的细节都会对人生的结果产生影响，这就是混沌理论中著名的蝴蝶效应。

至于模糊性，我倾向于把它和相对主义联系起来，认为凡事没有绝对。一切皆可为是，或可为非，几乎不存在绝对的情况。

我一直认为精神病学是一个很了不起的专业，是灵魂的科学。作为精神病医生，我们帮助那些有需要的人理解他们思维的运作方式、大脑对信息的处理过程，理解他们的情绪和行为。我们尝试修复人们过去的创伤，并试着处理那些很难甚至不可能控制的状况。如今有很多书可以帮助我们更好地关注生活、学会处理不同的问题。然而一如惯例，我们必须懂得过滤信息，最重要的是要找到最适合自己的类型和风格的书。精神病医生和心理医生要调整自己来适应患者，理解他们的沉默、片刻①、恐惧和担忧，不对患者妄作评价，保持平静，有条不紊，要懂得向患者传达宁静平和与乐观积极的信息。

我们如何思考？我们因何做出反应？情绪是什么？它们又是如何反射到大脑中的？研究这些问题使我着迷。幸福和我们自我观察、自我分析、自我评价的方式，以及我们对自身和人生的期待密切相关。总的来说，幸福存在于我们个人、情感、对职业的追求和日积月累的成就的平衡中，在这些方面达到平衡使我们能收获适度的自尊心和恰当的自我评价。

---

① 片刻指的是病人在心理治疗中怀疑退缩的瞬间。

玛门的案例

玛门33岁，在一家大型公司担任管理层的职位。她和父母住在一起，关系亲密，还有一个腼腆但非常照顾她的男朋友。在工作上，她和同事关系融洽，大家会不时相约一起出去玩。

有一天她来到我的心理咨询室，向我倾吐不知为何，她觉得自己强烈地缺乏自尊心。之后又补充道："我有爱我的父母、满意的工作，有朋友相伴，但是我还是觉得不够……"

在向我简短地介绍了自己的基本情况后，她突然停了下来，告诉我："我为我在这里向一个陌生人倾诉感到羞耻，按理说我没有什么可抱怨的。"

然后她站起身来，夺门而去。我追了上去试图劝她回来，告诉她我们最好可以完成这次咨询，因为她的悲伤不安可能源自内心的某些问题。最终她平静下来，重新走进了咨询室。

如今我们已经进行了8个月的治疗，玛门比之前的状态好了很多。但是我知道，每一次心理咨询过程中都会存在那些我称作"片刻"的瞬间。她会感受到强烈的压力，向我坦承："我为我在这里向你这样一个陌生人倾吐我的生活而感到羞耻。"

随即她试图离开。对玛门来说，和他人分享自己的生活是一件难以接受的事情。但渐渐地，她变得释然，并开始主动地大声向我解释为什么她必须解决那些阻碍她成长的内心冲突。

其实，我们面对玛门这样的患者也可以说："你不需要立刻回来，等你感觉舒服了再打电话预约就好。"

但我接受了"片刻"的存在，不作评论，然后装作无事发生，继续我的咨询。

自尊心

自尊心和幸福紧密相关。生活在平和之中，内心保持一定的平衡并且能够享受生活中细微点滴的人，通常情况下拥有适当的自尊心。

自尊心健全的人格

米格尔·德·乌纳穆诺（Miguel de Unamuno）是西班牙"九八年一代"最伟大的作家之一。众所周知，他不拘小节，待人亲切。一次，他被授予"智者阿方索十世十字勋章"，当时的西班牙国王阿方索十三世亲自为他颁发奖章。

乌纳穆诺一贯以社会党成员的身份和拥护共和制而知名，在接受奖章的时候他说："能够得到我应得的十字勋章，这是我的荣幸，陛下。"

国王非常惊讶，但由于他熟知作家的性格，便回答道："真有意思！一般情况下，大多数得奖者都会说他们受之有愧。"

乌纳穆诺一如既往地微笑着回答："先生，其他人确实受之有愧。"

痛苦

俗话说，人只有失去之后才会明白什么是幸福。当被痛苦、绝望、悲伤以及经济问题烦扰折磨时，我们会在心中呐喊："我不幸福！我太痛苦了！我为什么这么不幸！"在这些时候，我们很难想起自己拥有过的幸福和快乐的瞬间。

人生是一个不断重新开始的过程，其间会有很多快乐和幸福的时刻，但我们也会遭受很多痛苦。想要收获幸福，我们就必须尽可能地从创伤和困难中走出来。道理很简单——没有谁的一生不曾受伤，失败和如何走出失败是人生的决定性因素。人的一生必然会经历很多艰难时刻，如果不能学会战胜它们，或者至少尝试战胜它们，那我们就永远不会得到幸福。

作为精神病医生，我治疗过各种类型患者的精神创伤。当我写到这里的时候，我意识到有些人的一生比其他人要艰难许多。我们难以改变外部因素，而且我们对一生中大部分发生在自己身上的事情都没有选择的权利，但我们每一个人都有绝对的自由去选择面对那些事情的姿态。每个人手里握着的牌，无论好坏，都是我们仅能抓在手里的东西，我们必须尽力把牌打得漂亮。

人类需要借助外力来克服过往的伤痛和创伤。那些在身体和心理上摧毁我们的事情会在我们的生命中留下深刻的印记。每个人战胜过去、重新开始的方式体现了每个人不同的性格。这种克服伤痛、再启征程的能力源于一种我们每个人都或多或少拥有的内心力量——心理弹性。

心理弹性的概念是由法国医生鲍里斯·西瑞尼克（Boris Cyrulnik）传播开来的。这位精神病学家是乌克兰裔犹太移民的后代，他于1937年在波尔多出生。在他5岁时，纳粹占领了他的家乡，他的父母被逮捕并投入集中营，但年幼的西瑞尼克得以逃脱。他四处躲藏，最后被一家农场收养，借非犹太儿童让·劳尔德（Jean Laborde）的假身份继续生活。战争结束后，收养他的家庭鼓励他学习医学，做一名心理医生。

年轻的西瑞尼克很快意识到，借助自己的人生经历，他能够理解人们创伤背后的原因，并由此尝试帮助他人，特别是孩子们，帮助他们在遭受精神创伤和情绪崩溃后重建自己的内心。

西班牙皇家语言学院词典（RAE）中"弹性"一词的释义为"材料、机制或系统在停止受到干扰后恢复其初始状态的能力"，西瑞尼克将其引申为"人类从创伤中恢复过来，摆脱其困扰，重新追求幸福的能力"。

心理弹性向我们传达了一种希望。在这之前人们认为童年时期经历的精神创伤是不可修复的，会对人的一生产生不可磨灭的影响。我们如何治愈如此深重的创伤呢？关键在于同情心，在于爱，在于与他人的接触，但是最根本的，在于我们自己。

西瑞尼克自己的一生中有很多相关的经历。他在法国土伦大学任教期间，曾接触过一些患有阿尔茨海默病的患者；很多患者已经忘记了如何使用语言，但却不曾忘记情感、音乐、表情和对爱的表达。西瑞尼克坚持认为人的心理具有弹性。之前人们认为痛苦的记忆会纠缠他们一生，但如今人们相信，如果一个人能够成为"有弹性"的人，他就可以克服精神创伤。

在我们帮助患者的过程中，关键在于不为过往的错误而怪罪他们，要给予关心和支持。心理治疗的方法有很多。几年前，我在柬埔寨工作，参与解救童妓。不可否认，那是我人生中最重大的时刻之一。

那时我全身心致力于从妓院中解救那些悲惨的女孩，我清晰地记着，一个刚被解救出来的13岁女孩带着满眼祈求问我："我会拥有正常的生活吗？我能期待哪怕一丁点儿的快乐吗？"

给我们希望的信息——心理弹性就在那里，科学已经对其做出了解释，而我的经验把我引向了它。深度创伤是有方法治愈的，所有走过的路都帮助我更好地理解人类的大脑，更好地理解痛苦，以及最终，理解我们如何召唤幸福。

◆ 创伤

创伤性事件能够摧毁人格，摧毁一个人对他人和对这个世界的信念。这种信念的崩坏是我们称之为精神创伤的开始。西瑞尼克表示，形成精神创伤需要符合双重打击理论：第一重打击是创伤性事件本身；要在受害人生命中留下深刻的影响，需要有第二重打击，这源于周围环境的一些行为，广泛而言，是那些表示拒绝、抛弃、侮辱、骚扰、蔑视或羞辱的行为，对受害人的不理解是所有这些行为的共通特征。

鲍里斯·西瑞尼克认为，心理弹性有三大支柱：

——个人方面。具有与生俱来的内在调节机制和固定的依恋关系，这是克服创伤最有力的预防措施之一。

——家庭和社交圈。身边的人、父母和依恋对象给予的支持，这是从痛苦的精神创伤中恢复过来的关键（第二重打击作为重要因素在此出现）。

——社会环境。拥有社会和群体的合法支持能够减轻创伤造成的痛苦，使受害者更加坚强。

西瑞尼克说："诸位想象一下，一个孩子遇到了麻烦，受到了打击，他把问题告诉父母，结果他们流露出厌恶的表情，并对这个孩子进行了指责。这时他的不幸遭遇就演变成了创伤。"

露西的案例

露西是一个6岁的小女孩，和父母、7岁的哥哥以及两岁的弟弟住在一起。她在社区小学上学，是一个快乐、具有创造力和想象力的孩子。

有一天，露西来到一个小学同学家参加生日聚会。其间她进入厕所的时候，发现班上一个男孩子的父亲在里边，于是她很有礼貌地道了歉并退了出来。这个家伙——他不配得到其他称呼——亲切和蔼地让露西进去，脱下了自己的裤子，并要求露西抚摸自己。

小女孩被吓坏了，但她只能遵从。之后，他脱下了她的上衣，并把手伸进了她的裙子里。露西吓得浑身瘫软，说不出话，也喊不出来。

这个男人威胁露西不许告诉任何人，否则会继续伤害她或者她的兄弟们。露西离开厕所，躲在角落里哭了起来。她的父母不在聚会上，但她希望他们可以立刻赶来。

半个小时之后，露西看到自己的父母走进了屋子。但她随即看到那个男人走向了他们，亲切地问候他们并告诉他们露西表现得非常棒，是个非常有教养的姑娘。露西开始颤抖不止，想大哭一场。那个男人走了过来，抓着她的手告诉她："你的父母在这儿，我告诉他们你表现得很棒，看到你的兄弟的时候记得给他们一个吻。"

但露西在上车之后毫不犹豫地把发生的事情告诉了父母。起初他们并不相信，但还是很认真地倾听了露西的讲述。两天之后，他们来到了我的心理咨询室寻求建议，尝试解决这个问题。他们不确定小女孩说的是不是真的，但无论如何，他们不想再让女儿受到伤害。

我对露西进行了为期半年的治疗，她患上了梦魇，害怕接触年长男性，郁郁寡欢，逃避学校。

幸运的是，从一开始，她的父母就给予了她足够的支持。这个案件最终诉诸法律，而露西学会了如何让自己的内心变得强大。如今她已经是一个健康、快乐的13岁姑娘了。几个月前，她来我的心理咨询室找我，告诉我她要去爱尔兰待一段时间学习英语。临别时她对我说："我现在已经不害怕了，我已经走出来了。我想谢谢你，谢谢你愿意支持我、相信我，巩固我和父母之间的关系，我知道有些时候他们也会怀疑我。但他们从未缺席的支持和你自始至终的治疗，让我从一个巨大的创伤中永远地解脱了出来。"

幸福就是能够战胜失败，重新站起来。

现实有时会变成一场噩梦。有的人会选择奋力向前，逃离噩梦；有的人会自我封闭，陷在过去的记忆或创伤事件中难以自拔。沉溺于过去会让我们变得尖酸刻薄、心怀怨恨，对过往的伤害和痛苦难以忘怀。

我们都有过感觉自己需要放空休整的时候，或是为了在结束一段身体或精神备受煎熬的时间后重蓄精力，或仅仅是为了重新尝试之前未达成的目标。在这些休整时刻，特别是假期初期，独处时我们会感到焦躁和疲惫，会变得比任何时候都要脆弱。这种脆弱不仅指精神上，我们的身体在持续一段时间的紧绷状态后突然放松，人体的防御机制水平会普遍下降，从而容易引发伤风流感或其他疾病。

这些后压力时刻是我们的精神轨迹中最重要的时刻，处理不当可能会引发重大的心理失衡。我们必须警惕这些时刻，因为往往是在这些忙碌结束后的闲暇里，我们会开始停下来思考过去发生的事是否对我们的心理健康产生了影响。没有哪一场战斗的胜利不是靠士兵的奋力拼搏得来的，但也正是这些战斗让我们的内心力量不断壮大。这种内心力量能够帮助我们解决问题，随着我们学会掌控内心，克服对过去的忧虑和对将来的不安，学着以平衡的心态活在当下，我们内心的力量会不断壮大。

时间不会抚平所有的伤痕，但会让我们不再专注于痛苦。我们在痛苦中学会增强内心的力量，当痛苦迸发出来的激烈情绪能被"健康"地接受时，人们便获得了对人生至关重要的内心掌控能力。

平衡就是纵使生活有千般坎坷，仍能保持内心平和、沉着与爱。

在遭受打击之后，我们需要重新握紧人生的缰绳才能回归原有的人生规划。人要成为自己人生的主宰。不思长远，随波逐流，仅仅对当下影响我们的混乱的外部冲击做出反应，这很容易；但真正理想的状态，是制定长远的人生规划，这样尽管更加复杂，有时会偏离方向，但我们总能重新走向目标。一个人如果没有人生规划，不知道自己想成为怎样的人，找不到人生的意义，那就不可能收获幸福。

吃药不是解决心理问题的方式。在人体不能自行恢复或情况严重到需要借助外力来避免自我崩溃时，药物可以发挥重要作用。药物能够调节我们的大脑中一些与情绪有关的物质水平的高低，虽然不能取代大脑或情绪的功能，但在大脑或情绪失控的情况下可以做一定程度的弥补。

虽然药物可以发挥一定的作用，但存在一种更有效、更有帮助的疗法，那就是医生的态度。几句鼓励的话语、一次真诚的倾听，都有着很重要的治愈效果。

◆ 医生的态度可以缓解痛苦

2017年5月发表的一篇文章《痛苦之旅》（*The Journal of Pain*），讲述了心理咨询中医生态度的重要性。现已证实，患者如果带着信任去求医，其痛苦会得到缓解，医生可以起到安慰剂的作用。比如，想象一下如果医生和患者会到同一个地方避暑或拥有同样的爱好会怎样？迈阿密大学研究调查员伊丽莎白·洛辛（Elizabeth Losin）发现，社会、教育、文化或宗教的关联感能够帮助患者减轻痛苦。如果患者在求医时相信有人或有方法可以缓解他的痛苦，那么这种信心就会起到积极的作用。大脑在这种舒缓和希望的情绪刺激下会释放类内啡肽化学物质，从而真正地减轻患者的痛苦。

多少情况下，在患者面对自己信任的医生、固定的治疗师或所患疾病的专家讲述完自己的困扰后，会不由自主地注意到症状有所减轻？

医生应当成为患者的"维生素"，虽然这并不容易。人们总是缺乏时间，很多情况下使用药物才是更简单、更实际和更有效的治愈方法。但有时仅仅一个微笑、一点积极的评论或者一句对病情恢复抱有希望的话就足够了。

◆ 痛苦是有意义的

当今的社会对痛苦这个话题避之不及，当有人不幸遭遇痛苦时，往往会问：我至于遭受这一切吗？是因为我过往犯的错吗？为什么上天会允许这样的事情发生？……以下几个关于痛苦的有意思的结论可能会对我们有所帮助。

——痛苦具有人文和精神价值。痛苦可以使我们自我提升，成为更好的自己。很多我们认识的人在经历打击后重整人生的航向，发掘人生新的可能性，他们事后对所遭遇的挫折心怀感激。我们身边不乏在经历苦难折磨后脱胎换骨的人。

——痛苦帮助我们学会反思。痛苦促使我们思考很多之前从未考虑过的问题，促使我们明晰人生的意义、反思我们内心最深处的信仰。痛苦会破除表象和伪装，帮助我们发现真正的自我。

——痛苦帮助我们接受自己的缺陷。痛苦让我们变得更加脆弱，让我们从高处跌落。因此我们需要低下头来，承认我们需要他人的支持、关心和帮助，承认我们靠自己的力量不足以走出困境。与他人分享我们的局限是淡化和克服不幸的第一步。意识到自我的缺陷可以增强我们的同理心和对他人痛苦的同情心，最终增强对他人的爱。

——痛苦能够感化心灵。在经历一段痛苦的时期后，一个人能够与他人的心灵靠近，能够产生同情心，能更好地理解周围的人。当一个人感到被爱的时候，他的生命会随之改变，会熠熠生光，并把光芒向四周释放。健康地接受痛苦能够增强真正的爱，让我们变得不再自私。善于同情别人的人会更加亲切和善，他们允许自己去爱，更会把自己的小世界打造得舒适温馨。

经由痛苦，可达幸福。只要我们下定决心去追寻，并掌握必要的方法，痛苦就可以促使我们走向真正的成熟，让我们学会与人交心和收获对自我的更好认知。

能治愈悲伤、痛苦和疾病的唯一良药是爱。

接下来我们将探究人类的内心，理解丰盈的思想和情感以及我们的大脑在压力和冲突面前如何反应。让我们开始吧。

第 2 章

治愈痛苦的良药：爱

对伴侣的爱

没有一个勇士不是为爱勇敢，因爱成为英雄的。

——柏拉图

爱情是最伟大的存在。当一个人被另一个人吸引时，他的一切会随之改变。每个人的内心深处都埋藏着宝藏，只有在真心喜欢的人面前才会显露。没有一个人不会在爱的力量下变得激情饱满、生机勃勃。人类需要爱，爱是生命的伟大命题。

爱情会在人的一生中留下恒久的印记，生命中最强烈的感情都由爱而生。

这本书的目的不在于歌颂伴侣之间的爱情，但是一个被健康的爱情滋养的灵魂，会用积极的态度面对生活的方方面面。

对他人的爱

团结互助、自愿奉献、关爱他人能够保护我们的身心健康。感受到他人的爱和陪伴是获得幸福的关键因素之一。生活中的大多数关系、合作、交流和快乐时刻都离不开我们与他人的互动。要维持夫妻关系、商务关系、公司氛围或家庭关系——原生家庭和婚姻——的和谐，成员之间保持融洽或者至少保持相对健康的关系至关重要。

有时你会与身边的某些人不和，甚至仅仅他们的存在就会让你感到不适。如果不改变这种情况，他们可能会变成对你"有毒"的人。如果和某些人一起生活让你长期感受到敌意和紧张，时刻心怀警惕，你可能会生病或长久地受此折磨。这些人对你来说是"情感的吸血鬼"，因为他们在情感上将你推入深渊。我们会本能地倾向与积极健康的人结交，不论是朋友、家人，还是工作伙伴，而会对那些消极仇视、习惯抱怨的人敬而远之。

罗伯特·瓦尔丁格（Robert Waldinger）是一位美国精神病学家，是目前关于幸福这一课题的最优秀的研究专家。这项纵向研究从1938年开始研究两组人的生活，并一直延续至今。第一组研究对象是1938年哈佛大学二年级的学生们，第二组则是来自波士顿最贫穷、最边缘的街区的孩子们。研究的目的在于追踪这些人自青少年到成年的生活，探究哪些因素是决定他们幸福与否的关键因素。在这之后75年的时间里，研究人员定时询问研究对象关于他们的工作、家庭生活和健康的状况。至2013年，最初的724名研究对象中还有60人仍然参与研究，他们大部分已经快90岁了。此外，研究人员已经开始对研究对象的两千多个子女展开研究。

研究初始阶段，研究人员对这些青少年和他们的父母都进行了采访，并对他们进行了体检、家庭聚会观察、临床病史追踪、血液分析、脑部扫描等。实验得出了怎样的结论呢？结果出乎意料。研究并没有发现财富、名誉或者努力工作对幸福的明显作用，不论是在心理层面还是医学层面，而是传递出一个非常清晰简单的信息——良好的人际关系使我们更加幸福、健康。

这项研究得出了关于人际关系的三点启示：

——社会关系对我们有益，而孤独会杀死我们。这听起来有些夸张，但事实确实如此——孤独会杀死我们。那些与家庭、朋友、社会关系交往更加密切的人往往会更加幸福、健康，并且与社会关系少的人相比，他们的寿命会更长。孤独已经被证实会对我们造成严重的危害。从统计数据上看，离群索居的人幸福感会更低，他们中年时期更容易出现健康问题，老年时期大脑功能会急剧衰退，并且寿命更短。我们必须关注这一严重而紧迫的问题，因为孤独在我们当今的社会已经变得越来越普遍。2017年的几项研究表明，孤独和阿尔茨海默病及其他痴呆症之间存在联系。

——至关重要的不是社会关系的数量，而是质量。越是和我们亲密的社会关系，其质量也就越重要。生活在冲突中会损害我们的健康，硝烟弥漫或感情淡薄的婚姻关系也会对我们产生极其消极的影响。反之，生活在热情友善的社会关系中会给人提供一层保护。研究中预测研究对象如何老去的参考因素不是胆固醇水平，而是他们对自己社会关系的满意程度。50岁时满足感最强烈的那一批人最终成了80岁时最健康的那一批人。

——良好的社会关系不仅保护我们的身体，也同样保护我们的大脑。这不难推断，而研究也已经证实了这一点。晚年拥有固定的亲密关系对象是对老人的一种保护，并且这些人的记忆力也会更加清晰持久。相反，感觉另一半难以依靠则会导致老人的记忆力早衰。

◆ 良好社会关系的基础

在我看来，我们的所有社会联系、情绪联系或情感联系——同事、朋友、伴侣等——的基础都在于与对方建立正确的关系，也就是说，以恰当的方式与人相处，并建立和谐的氛围。

人们常说，留下良好的第一印象往往只有一次机会。如非必要，没人会找印象恶劣或让人心生排斥的商家买东西。我曾在心理咨询中接触过几个银行家，我们一致认为如果双方没有建立值得信赖的关系或者产生一定的同理心，一方是不可能把自己的资金或财产交给另一方打理的。同理，在同样的条件下，我们会倾向于从服务态度良好的商家那里购买汽车或者其他商品，除非价格过高。

友情是一种崇高的人际关系——它仅次于爱情。真正的友情建立在两个人能够和睦相处，进行阅历与情感交流的基础上，始于信任，毁于冒失，必须悉心呵护。和所有的亲密关系一样，友情也需要人们精心、持久地经营。

◆ 建立与他人的融洽关系

我将提出一些建议以供参考，并非要你照本宣科地执行，但是希望能对你有所帮助，这也可以作为一项自我检查，反思为什么有时我们的事业、友情或家庭会崩坏。

1. 必须表现出对他人的兴趣

我认识很多人这样对我说："我不喜欢人群。"

这句话使我印象深刻。因为一般来说，我们大部分的美好记忆都与别人息息相关，生命中最大的满足感之一便在于与他人结交和感受到自己被爱。

我尤其清楚地记得一个不善社交、沉默寡言但是心怀宽广的朋友告诉我说：

"大多数人都让我受不了。"

但他所从事工作的成果和收益正是建立在与他人融洽相处的基础上。我问他是如何坚持下来的，他回答道：

"我对我的客户很感兴趣。"

如果你要参加各路亲戚的聚会，最好的融入办法就是对他们感兴趣，对他们的生活、工作和健康感兴趣。但是说真的，你不要太过虚假，把交谈变成一场问卷调查。你要怀着真诚与亲切接近他们，要一直努力保持对他人生活的兴趣。

2. 记住重要的数据

并不是所有人都有幸拥有足够好的记忆力，能够记住各种名字和数据。能够记住他人的信息往往能让你在短时间内与他人建立更密切的联系。如果有一天你在街上遇见很久不见的人，并想起了他妻子的名字或者想到他父亲正在因为某种疾病接受治疗，两人会自然而然地亲近起来。我们都希望被别人记住而不感到冒犯，为此我们必须付出努力。

戴维·洛克菲勒（David Rockefeller）曾任大通曼哈顿银行的执行委员会主席兼总经理，他的私人名片盒中存放着超过十万张名片，记载着所有他之前与这些人会面的信息。这些信息帮助他增进与他人的亲密度，使得所有接触他的人都感觉自己受到了重视和特别照顾。

我的父亲习惯记录相识之人的所有信息。不久之前，当我在他的手机里寻找一家餐厅的联系方式时，我看到了这样的信息：

"贝贝，餐厅老板；与安娜结婚。有三个孩子；两人很担心最小的孩子因为他尚未完成学业。他的父亲几个月前死于阿尔茨海默病。帕克，服务员领班，在这里工作了一辈子，患有关节炎。"

这使我印象深刻。我同时意识到，如果你能在餐厅里准确叫出每一个人的名字并问候他们关切的事，会迅速拉近与他们的关系。我坚持认为，想拥有这种能力需要付出努力，你可以强化你大脑中负责记忆的海马体，或是在记事本上养成记录生日、纪念日或其他身边人关心的信息的习惯。

3. 深入他人的生活、爱好和职业

这在职场中尤其重要。要知道，大多数合同都是在双方建立了真诚亲切的关系的基础上签订的。如果你需要和公司的经理开会，就先了解一下他的相关信息；如果你想给朋友制造惊喜，就事先了解他们的喜好；如果你想逗家人开心，就要关心他们现在的兴趣所在。这需要时间和意愿，你要常给家人和朋友打电话，以免和他们失去联系。这种做法往往在很短的时间内就能看到显著的成效。但你要注意因人而异，关注每个人的不同喜好，而不要用同一套言辞应付身边所有的人。这就要求你更加注重细节。如果你需要送礼物，选择一些与众不同的东西，不一定贵重，但是要让对方感受到这是你为他精心挑选的最独特的礼物。

4. 避免评判他人

每个人都与众不同。从相识开始，我们就倾向于评判、分析他人并对他们进行归类。这可能是一种自我防卫机制或者仅仅是大脑的一种防止扰乱我们内心的无意识行为。那些习惯于批判的人要么需要时刻满足自己高高在上的欲望，要么与之完全相反，面临缺乏自我肯定和自尊心的问题。

我们要想对他人做出公正的评价，具有同理心和事先了解更多的信息是必要条件，然而通常情况下，我们所知的信息并不全面。因此在任何情况下，保持沉默总是更加稳妥的。沉默，是亲密关系的守护者。

我们要接受别人本来的样子，尽管他们各不相同，可能与我们的期待不相匹配。当然，我们要具体情况具体分析。确实有一些人品行败坏或者会对我们造成伤害，远离他们是为上策；但是在其他情况下，保持多元、丰富和开放的心态，承认他人并不完全契合我们的标准才是更健康的做法。我们要避免武断地拒绝一切差异。如果只接受具有特定学业水平、社会水平或者文化水平的人，如果对某支球队的粉丝、某个职业或者行业的人心怀厌恶，如果笼统地排斥一切来自某个地区、国家或者大陆的人……那么可以肯定的是，你理解世界的能力和你身处的环境会变得狭隘，你的生活会因此失去很多色彩。我们不应当笼统地排斥某一社会群体或某一类人，一切存在对我们来说都是有意义的，都会让我们有所收获。

在进行心理咨询的过程中，我有时会被震惊。尽管在十多年的心理咨询生涯中，我倾听过无数内心崩溃、痛苦深重的患者讲述的故事，但我有时依然会被刺痛。

我们医生在心理咨询时应当注意反移情，也就是我们对患者的感受，在倾听他们讲述后我们产生的所有情绪、想法和态度。的确会有一些人因为他们的生活、性格或者行为，让我在第一时间心生抵触。可能是因为他们讲述创伤或者痛苦的方式，或者他们的故事触碰到了我内心某个脆弱的点，又或者仅仅因为他们的行为方式与我的道德准则相悖。

有时候评判无可避免……

我曾接触过一个咨询者，他深爱着自己的妻子，但是他的性格十分敏感多疑。他在一家公司的信息部门工作，而他的妻子是一名记者。由于妻子经常到世界各地出差，并且广泛交友，社交网络丰富，于是他终日惴惴不安，觉得妻子对他不忠。尽管妻子已经否认了任何形式的背叛，他还是日夜饱受这种忧虑的折磨。

我记得，在三四次的咨询之后，我要求见一下他的妻子。而她到来后，冷漠地同我打了个招呼，几乎还没坐稳就告诉我："您要遵守职业道德保守秘密，不能向我丈夫透露一丁点儿的实情。我当然出轨了，从我们开始交往时就已经如此，但他从来不知道。还有别的事吗？"

我承认我听完打了个寒战。我一直致力于在心理咨询中创造一个真诚友善的氛围，但那时我真的做不到，面对她如此决绝又毫无愧疚的坦白，我溃不成军。她坚持认为出轨和拥有双面人生让她的生活充满乐趣，她一向如此并且不打算改变。

听了一会儿她的故事后，我试图用委婉但坚定的态度向她解释她正在玩弄她丈夫的感情，然而她并不在乎。最后她带着同样的冷漠离开了，正如她进来时一样，这次连告别都没有。我继续看着她的丈夫在另一种境况里挣扎着，后来他们搬离了这座城市，我再也没有见过他们。但我不认为他们会有值得期待的未来。

5. 不要强加给他人你的标准、信仰或价值观

要努力成为你的子女、员工和朋友的榜样，但强行向别人施加自己的标准、信仰或价值观，则会遭到拒绝。如今我们知道，不讲究方式的严厉父母往往会教出叛逆的孩子。对别人施加限制是有必要的，因为让别人尊重我们的思想或信仰对我们至关重要，但不能采用强硬或侵略性的方式。社会不仅需要导师，更需要领导者。领导者是人们生活的榜样，需要具备凝聚力、坚定的价值观和开明的特性，并且能够让人们认同他们的真实与如一。

如果你想影响他人，如果你想散播你的想法，那就学着成为一个好的榜样。

向别人灌输想法是一回事，要求别人尊重自己的想法则是另一回事。好的领导者本身就应该是个好人。当今，我们经常听到一些言论揭露一些名人表里不一；他们在媒体宣传里是一副面孔，但私生活里又是另一副样子，我们看到的所有一切都是虚假的表象，是他们在公关顾问的指导下创造出来的正面形象，与事实并不相符。一个好人必然是真实的，真实指的是言行一致。因为一个人的品行是由他的行为决定的，而不是言辞。行为会说话，一个人的所作所为自然会告诉大家他是一个怎样的人。

6.学会好奇，利用共同兴趣

友谊和其他良好的人际关系建立在双方有共同的兴趣、价值观和爱好的基础上。我们要主动去寻求和建立这些关系，你会发现，即使是与最内向的人也能找到共通之处，从你孩子的牙科医生到你的银行顾问甚至帮你修东西的维修工。你会惊讶地发现，当你关注事物的本质，而不仅仅是理性的部分时，你会有出乎意料的收获。你的目光要放长远，不要只关注人际关系的表面，只为获得利益或浅薄的满足感，而是要关注他人的内在。这样你的人际关系会更加真诚，你的内心也会得到快速的成长。

柬埔寨的妓院老板

我到达柬埔寨准备开展我的工作时，我意识到要想实现我的目的，进入妓院为妓女提供治疗或帮助是一件非常困难的事情，妓院老板总有办法阻拦我。他们跟我谈条件，而为了能够接触到妓女和跟她们交谈，我需要缓和与妓院老板的紧张关系。

我需要找到一个连接我们的因素，这并不容易。不过在我过往的生活中，我已经证实了有一样东西几乎没人能够拒绝——瑞士糖。你或许对此不屑一顾，但是在我的咨询室每天都会消耗一大罐糖。病人们带走一大把糖时往往告诉我要带给他们的孩子或者孙子孙女，但我知道并非如此，是他们自己要吃。瑞士糖有一种神奇的功效。

我到柬埔寨的时候带着一大袋子瑞士糖，两周之后一颗都没剩下，但是我因此收获了对我至关重要的友善。我在两名护士的陪同下来到妓院门口，对着面前的妓院老板用高棉语说了一句话："Nek chom ñam skor krob te?"别人告诉我这句话的意思是："你想吃糖吗？"

从来没有人拒绝过我。我面前的妓院老板，曾给我留下无比恶劣的印象，他如今仍然目光浑浊，但毫不迟疑地露出微笑，点头同意。这个小小的、微不足道的细节，让我在能够进入妓院的同时承受了最少的冷漠和敌意。

这听起来像奇闻逸事，我在柬埔寨的最后几周，那些女孩都喊我Madame Bonbon（糖果小姐），这让我感受到浓浓的亲切和暖意。

7. 同旁人一起微笑、大笑

如果找不到亲近他人的方法，那就试着运用幽默感吧。当你对别人展露微笑时，很少有人不会报之以微笑。笑容是两个人之间最短的距离，同时也是增加血液中内啡肽含量最有效的办法之一。斯坦福大学的心理学家爱丽丝·艾森（Alice Isen）曾做过一项重要研究，关于积极的情绪如何显著地改善人们的认知能力和社会行为，比如微笑、大笑、幽默感等。研究证明笑能够增强我们的创造力、组织能力、规划能力和解决问题的能力。这是因为笑能够促进前额叶，即负责上述功能的大脑区域的血液流动。另一项在德国波恩完成的研究中，人们发现快乐幸福的人拥有更高的工作效率。

大笑和微笑能够改变血液中的化学物质，因此可以预防一些疾病和感染。

8. 参加合唱活动

参加合唱活动对我们的心理健康有益。《人文医学杂志》发表过一篇关于在公开场合唱歌是如何有利于心理健康的研究报告。

文章的作者们来自英国东安格利亚大学，他们参与了一项名为"唱出你的心"（Sing Your Heart Out）的项目，该项目每周都会组织针对问题人群和一般人群的歌唱工作坊活动。

参加项目的大概有120人，其中80人曾经求助过心理健康治疗服务。在6个月的时间里，合唱队的成员们接受了几次心理评估。

结果表明，唱歌和社交对提高人们的幸福感、培养社交技能和提高团体归属感有显著的促进作用。这同样清晰地印证了罗伯特·瓦尔丁格（Robert Waldinger）的研究结论。

奇怪的是，尽管独唱能激发人们强大的动力（谁还没有在洗澡的时候唱过歌呢），但在公开场合唱歌却能够对一个群体产生多种积极影响。这很有意思，这个项目的参与者们将项目命名为"救生圈"。

我不禁想到管弦乐队青年指挥家伊尼戈·皮尔法诺（Íñigo Pirfano）的故事，他年近四十，曾创作歌曲《给全世界的吻》（A Kiss for All the World）。在创作的过程中，他参观了一些生活艰难困苦的地方，包括监狱、医院、难民营、极度贫困的地区等，并在那里指挥乐队成员演奏贝多芬的《第九交响曲》，这首曲子是以席勒的诗歌《欢乐颂》为基础创作出来的。

倾听演奏的时候，人们聚在一起，或流泪，或动容，或感动……因为快乐会传染，美妙的情感在人们之间流淌传递。南美某个医院里的听众们承认这是他们人生中最难忘的经历之一，他们或随着节拍律动，或拉起了彼此的手……这时一些崇高的感情在他们心中破土而生。

9. 尽可能去帮助别人

如果有可能的话，我们要尽力帮助别人。这不是指施舍恩惠，也不应对付出和回报斤斤计较。没有什么能比在我们力所能及的范围内帮助他人产生更大的满足感。我们应当不求回报地付出，但也不能做滥好人。帮助他人有助于我们在彼此之间搭建起友善的桥梁，生活圈圈绕绕，或许终有一天会让你遇到惊喜。

10. 不要害怕在别人面前流露脆弱或寻求帮助

在人际交往中，我们并不总是寻求跟他人建立强有力的联系，有时候我们需要的仅仅是一只温暖的手帮助我们脱离困境。我知道在糟糕的情况下人会感到很卑微。但不要害怕让别人看到你的脆弱或窘迫，去寻找不会肆意批判你的人，让他帮助你振作向前。

> **借钱**
>
> 　　几个月前，一个患者告诉我他刚刚离婚。他与妻子的婚姻状况难以维持，两人终日争吵，最终选择了离婚，他们有三个孩子。他的情绪因此变得低落，意志消沉，疲惫无力。他的工作单位正在进行人事变动，他被降薪，以至于拿不出足够的钱给前妻支付孩子生活、学习和食物的费用。
>
> 　　为了保证给前妻足够的钱，这个患者已经搬了两次家，现在和几个学生住在一起。窘迫的居住条件让他更加崩溃，因为

和孩子在一起的时间里，他不得不避免让孩子们知道他住在哪里。他觉得自己是一个失败的父亲，没有钱带孩子们去他们喜欢的地方吃饭，送给孩子们的礼物也都十分简陋，甚至有时候是从网上买的二手货。

有一天，这个患者的父亲来到我的心理咨询室，告诉我他的儿子天天沉浸在悲伤里，这让他担心不已。在他讲述的时候我意识到他并不知道自己孩子的经济状况。其间这位父亲告诉我："这是我唯一的儿子，为他做任何事我都心甘情愿。我们夫妻俩有一些储蓄，我们也用不上，希望能对他有所帮助。"

几天后，我再次和我的患者见面，将我与他父亲的会面如实告知，他回答说："求助和借钱对我来说太难以开口了。"

我告诉他在如此困难的情况下，没人会比父亲更适合帮助他。我说，有时候人得学会合理利用拥有的资源。学会寻求帮助是治疗过程的一部分，对他来说更是改善精神状态和与孩子们关系的决定性因素。

11. 多一些赞美，少一些批评

我一向强调，多赞美好的东西，对不好的东西保持中立。我们必须注意，不要在交谈中当面对别人发表批判或消极评价。

人们会感激那些在晚餐或聚会中终止对他人的批判或负面评价的人。对他人恶言相向会让我们自己也陷入糟糕的情绪状态，引起我们体内的皮质醇大量分泌，这对我们的健康有不好的影响。

批评他人是非常容易的，以至于我们都对此习以为常。但如果你想获得别人的信任，如果你想被认为是正直的人，想获得友情和商业上的信任，请对你的言论保持谨慎。一个人无论有多少缺点，也总会有闪光点。如果你不能找到这些闪光之处，那就应该保持沉默，没有什么会比谈论这些貌似无解的话题能让气氛更加糟糕了。在这些情况下，我们应当更多地关注如何解决问题，而不是问题本身。我们最好能够帮助他们，而不是用话语抹杀他们，当然有时候跟这些人保持距离更加合适。拒绝言他人之恶能让我们的心灵保持深度的平静，这就像是我们行为机制的镇静剂，无论最终结果如何，都对我们有所裨益。

12. 讲故事

人们喜欢听故事。跟别人交谈时，在我们的表述中增添一点想象、幻想和魔术色彩能够创造一个良好的氛围。

这一策略从古至今一直为人们所沿用，将来亦是如此。魔术师通过给观众讲故事来拉近距离，没有这些故事，魔术手法的效果会大为削弱。我有一位伟大的魔术师朋友，他精湛的魔术手法令我惊叹不已，但他如同点金术一般的话语同样令我印象深刻。

从科学的角度来看，故事能够刺激我们的大脑分泌催产素，这是一种与共情能力和社交能力相关的化学物质。共情能力的产生离不开镜像神经元，这种神经元负责帮助我们理解他人的行为和情绪，由意大利神经生理学家贾科莫·里佐拉蒂（Giacomo

Rizzolatti）发现。镜像神经元的发现是神经科学界的重大进步。

水泥墙

两个病人住在一家医院的同一间肿瘤病房里。路易斯躺在靠近窗边的床位，他每天都向隔壁床的丹尼尔搭话，事无巨细地给他讲述窗外街上发生的一切，特别是住在医院对面的一家人的趣事。那个家庭里的母亲经常和她的几个孩子在花园里玩耍。

路易斯的讲述又生动又有趣。对于丹尼尔来说，他生命最后的几个月被这个室友点亮了。在那些孤寂冷清、没有亲朋相伴的日子里，路易斯经常对他说："要我给你讲讲我看到的事吗？"

丹尼尔的眼睛一瞬间明亮起来。故事一讲便是几个小时。几个月之后，路易斯去世了，又过了几天，另一个病人住了进来。

丹尼尔满心期待地以为自己又能够听到久违的故事了，便请求他的新病友给他讲讲花园里的那些孩子。然而新病友的回答使他震惊不已："这儿没有花园，只有一堵水泥墙。"

原来是路易斯发挥自己的想象，竭尽所能，创造了一系列精彩的故事来逗丹尼尔开心。

共情能力使路易斯能够换位思考为丹尼尔着想，编造精彩的故事向他传递希望，帮他承受疾病的折磨。

13. 在爱与战争（以及友情）中，策略非常重要

拿破仑如是说。不要害怕，拿起纸笔，圆珠笔也好，记号笔也罢，写写删删，画画箭头……总之，要制订一个计划。你会惊讶地发现你总会找到对你有用的经验，如果你需要学习某项你缺乏的技能，那就去阅读、去交流或者寻求帮助。

有很多种提高自信和社交能力的方法。我们有各种各样的书籍和指导教程。只要勤加练习、保持幽默感和拥有坚定的信念，你就可以不断进步。

14. 不要丢失教养

感谢、道歉、请求，这些话语能够直击心灵。我们已经习惯将一切视为理所应当。然而在本书中，我会强调语言对精神的重要作用。无论是与自己内心的对话还是与身边人的交谈，我们都要注意言辞。

15. 不要忘记，欲求回报，必先付出

妄图不付出便坐收渔翁之利是不现实的。短期效果常常具有欺骗性，我们必须明白，在短期内跟他人建立稳定持久的关系是非常困难的，无论建立哪种关系都需要耐心、恒心和懂得奉献。

如果能让他人珍视你、信赖你，视你为生命中重要的人，你会惊喜地发现，他们在无论好坏的时刻都会寻找你、需要你，他们的内心世界中有你的一席之地。友情、亲情乃至商业关系皆是

如此，你需要让别人认可你的谈吐、性格或者能力。无论出于什么目的，要永远寻求奉献他人、赞美他人，帮助他人往更好的方向发展。尝试成为一个"维生素人"，懂奉献、知帮助，在危机时刻仍能保持客观积极的心态。

我们要追求积极的目标；你的目标越积极，越能吸引积极的事物。如果你怀着消极的目的接近他人，那必然会招致消极的结果。

不要忘记，痛苦的人抱团，只会营造一个更痛苦的氛围。我在前文中讲过：乐观主义是一种敏锐独特的观察现实的方式，懂得观察就是懂得爱和理解。

16. 最重要的是与人为善

我经常从我家附近的水果店购买水果，并非因为便宜，而是因为店主哈维关心他的每一个顾客。他记得每个人的名字，待人热情洋溢，每次我去买水果他总不忘送给我某个孩子一两个果子。后来他离开了几个月，所有人都注意到了这点。当他回来后，说他是因为严重的腰痛不得不休息一段时间，并调侃说强力的药物不仅没有解除他的疼痛，反而使他不得不放弃工作。令人惊讶的是，尽管疼痛不减，他仍保持着一贯的热情和关切对待所有人，认真地为顾客挑选水果和蔬菜，仿佛那是我们一生中最重要的选择。

这样的人会使我们的生活环境更加轻松愉悦。在当今这个追求速度、电子媒介交流占主导、时间匮乏的社会里，很多人认为与人为善不复存在。停下来平和地跟别人打招呼或者聊聊天对我们来说成了一件很困难的事。

有些人和善的品质仿佛是天生的，能够毫不费力地自然流露出善意。与人为善就是传递真诚和亲切，尊重他人。我们不要忘记，人性本善，这种"工具"会对我们产生深远的影响。比如，面对压力、不幸或危机时，和善的品质会指引我们关心帮助他人，而不是仅仅谋求自己的生存和利益。举个例子，患者如果感受到周遭的关心和善意，其心理痛苦会远小于那些倍感孤独的患者。

除了能够改善人际关系外，与人为善还有更多的好处。现在我们来谈谈这本书中我们将深入了解的一种生物化学物质——内啡肽。和善能够产生内啡肽，从而减少皮质醇，即压力和焦虑激素的水平，同时提高催产素，即爱和信任激素的水平。因此与人为善可以改善高血压和心血管疾病并缓解疼痛。所有这些正面效果能够引导我们掌控内心的平衡和舒适。仅仅观察那些与人为善的人就能够改善我们的情绪，对我们的生理健康也能产生重要影响，哪怕是电影中的人都能对我们产生这样的效果。

当然，要具体情况具体分析。如果一个人很难做到和善亲切，应当慢慢练习。但不要变成一个虚伪的人，没有什么比伪善和虚假更令人心生排斥。也不应把和善与天真或滥好人混为一谈，当你遭到冒犯、攻击和拒绝时，要意识到自己受到的伤害并懂得远离。

苏珊娜的案例

苏珊娜是光学专业的毕业生，现在在瓦伦西亚堂姐家开的药店工作。她的丈夫豪尔赫是一个非常勤劳能干的汽车经销商，和兄弟们一起经营生意。他们有两个儿子，一个1岁，一个5岁。

苏珊娜有天来到我的心理咨询室，告诉我她的丈夫离家出走了。她既悲伤又茫然，她说："我们的婚姻关系一直很和谐，几乎从不吵架，我想不通到底发生了什么。"她告诉我一切与往常并无任何不同，只是有一天豪尔赫突然告诉她他再也受不了了，然后就夺门而去。苏珊娜坚持两人的关系一切正常，他们的婚姻美满，甚至遭到很多人妒忌。当我问到是否存在第三者时，苏珊娜告诉我肯定是这样，但她的丈夫一直否认。之后我们谈到苏珊娜的性格和生平，我发现她是一个品德高尚、和善亲切的人，永远关心身边的一切，是所有人的朋友。

苏珊娜的父亲性格强势、做事冲动，但苏珊娜能够和他相处得很好，并且每当一切陷入混乱的时候，她总能处理得井井有条。在最近几年和豪尔赫的婚姻生活中，她察觉到豪尔赫身上的一些恶劣习性：羞辱他人、吹毛求疵和很多怪癖。每逢周末，豪尔赫会要求家里保持干净，他会多次冲苏珊娜大喊大叫让她清洁玻璃和地板。苏珊娜秉持自己一贯的温柔和善良，全部照做来让自己的丈夫满意，但她没有意识到他们的关系已经变成了一种独裁关系，其中她负责不假思索地讨丈夫欢心。苏珊娜这样对我说："我一直对我身边的人保持和善亲切，不曾多想，我知道这是维持良好关系的关键所在。"

确实，苏珊娜说得有道理。但是一个人如果不懂得把握善良的度，就可能遭受别有用心之人的迫害。有些人会用卑鄙下流的方式利用这种善良品质。

◆ 这个社会需要催产素

催产素这种激素在人类的生育、分娩和哺乳过程中发挥着至关重要的作用，能够促进胎儿分娩，以及促进产后阶段乳汁增多。众所周知，这种激素是人类两种主要情绪的基础——信任和同情。因此，它在人际关系和我们与人交往的方式中发挥着关键作用。

与人为善，积极与人交流能促进催产素分泌，能对人体产生极大的裨益：能够缓解我们的焦虑情绪、保护心脏，甚至能够降低胆固醇含量。

◆ 他人的陪伴能使我们心情愉悦

与我们所爱之人共同生活能够促进我们的身体分泌两种激素——催产素和多巴胺，即愉悦激素。

催产素也可以成为经济领域的关键因素。在刊登在《自然》和《神经元》杂志上的文章中，苏黎世大学经济学实证研究所所长恩斯特·费尔（Ernst Fehr）的研究表明，催产素能够增强人们将钱财储蓄委托他人打理的意愿。研究发现，受到催产素刺激的第一组实验对象相比没有激素刺激的第二组会更轻易地将资金委托他人管理；第一组45%的实验对象同意大量投资，而第二组只有21%。

当人体内催产素水平高于常值时，爱、共情、激情等情绪会更加强烈。在这种情况下，我们的痛苦和愤怒会很难保持。随着催产素水平的上升，掌管恐惧的大脑杏仁核的活动会减弱；因此焦虑、烦闷、固执和其他负面情绪会减少。

既然如此，那就学习与人为善吧；在接下来的几周里，选择一个让你觉得相处费力的人，尽量试着与此人建立愉悦的关系。试着与平日里相处最多的人们建立更加亲密的关系；要多微笑，不要在心里过多地评判他人。我们要明白，有如此多的方法，只要真心想做，你就可以改变你的大脑、情感和激素水平。我们要试着更多地去喜爱，更强烈地喜爱，对身边人更具有同情心。

生命质量的衡量标准不在于你收获多少，而在于你付出多少。我经常问我的患者："你为他人做了什么？"

多关心你的人际关系吧，无论是家庭、朋友还是同事，甚至是邻居。在人际关系上投入更多精力吧，如果你满怀真诚和热爱，你会发现这并不会像你想象的那么令人疲惫。去真诚地与人相交，给予帮助，而不是一句轻飘飘的"任何事都愿为你效劳"。在一个逐渐步向孤独的社会里，请你试着走出自己的樊笼。

对理想和信念的爱

> 理想和信念是人生的意义所在。
>
> ——奥特加·伊·加塞特（Ortega y Gasset）

我们都知道一些人依靠对理想和信念的热爱脱离困境的例子。从被囚禁在罗本岛上的纳尔逊·曼德拉（Nelson Mandela）到被囚锁在伦敦塔中的托马斯·莫尔（Tomás Moro），再到奥斯威辛集中营中的马克西米-利安·科尔贝（Maximi-liano Kolbe）——他为拯救一个家庭中的父亲献出了自己的生命。每个人都有自己的理想，但足够强大的理想能够成为你对抗苦难的坚强盟友。

心理学家维克多·弗兰克尔（Viktor Frankl）亲历了第二次世界大战。他坚持认为：一个人的一切都可以被夺走，除了人类最后的一种自由——人生态度的选择权。自由与一个人的回忆、价值观和理想紧密相连，使得我们在无论什么情况下都能决定自己的人生结局。这种无法剥夺的内在自由让我们在任何处境下都能找到生命的意义。

维克多·弗兰克尔不了解生物化学界对希望和激情的分析，但他观察到，当人们拥有深刻的记忆或者远大的理想时，会具备足够强大的生理和心理能力来克服一切创伤。拥有理想，拥有在压抑时刻可供慰藉的美好回忆，能够为我们在面对突发问题时提供重要的支撑力量。

当然，要警惕极端理想！极端主义者为了达成目的不择手段，认为一切都是合理合法的，甚至包括道德缺失、无可置疑的野蛮行为。我们的理想和价值体系作为人生的指南针，引导我们的行为，这自然是好的。但如果在寻求实现目标的路途上对他人的利益造成侵犯，就成了极端主义。思想极端的人不仅不会理解和尊重他人的理想和信念，而且会在接近预期目标的时候为任何损害他人权利的行为进行辩白。

正如爱因斯坦所说："要更加关心你的意识，而不是你的名誉。"意识反映的是真正的你，而名誉只是别人认为的你。

对记忆的爱

生命中有些瞬间的记忆足以抵消经年的伤痛。

——伏尔泰

对一段记忆的爱能够缓解痛苦，这让你感到惊讶吗？

我们继续谈谈维克多·弗兰克尔，他在奥斯威辛集中营时，发现有的人进来不久就去世了，无论其身体状况如何，而有的人尽管没有明显的身体素质优势，却能在长时间的折磨中存活下来。他本人在集中营的亲身经历更让他坚定了自己从第二次世界大战之前便开始研究的意义疗法的新理论。生活有意义的人们在奥斯威辛集中营表现出了更强的痛苦承受能力。

如何在现代生活中诠释这个理论呢？

生活有目标、有意义的人有更多感到幸福的理由。

多少人甚至找不到早上起床的理由！

如果一个人能够在心里持久地保存着一些美好的想法和记忆，或是喜欢的人，或是特殊的时刻，又或是满心憧憬的希望，就能够更加幸福快乐。注意：这些并非唾手可得，需要我们为之奋斗。我们需要反思、探究我们的人生并找到那些人、那些时刻或者那些希望，使它们成为我们人生的驱动力。然而有很多人选择自我放弃，不再探寻自我内在，每天只是放任自己随波逐流。

下面我们将进入一个很重要的话题。对愉悦场景的回忆会对我们的大脑产生强烈的影响：对过往特殊时刻的回忆能够产生与这些时刻真实发生时相同的效果，能够促进我们的身体分泌相同的物质和刺激相同的大脑区域。在我看来，这个发现开启了神经科学界一场真正的革命。

心脏病专家、哈佛大学教授赫伯特·本森（Herbert Benson）受东方哲学的启发，是最早开始深入研究放松和冥想的科学家之一。他创造的"行为医学"是精神和身体研究的先锋领域，其目的在于阐释在压力和焦虑状态下冥想和特定的精神态度的积极作用。这些观点将东方文化与西方文化、精神与身体统一起来，在宗教和冥想、信仰和科学之间搭建起一座桥梁。赫伯特·本森医生创造了一个概念，名为"回忆起的幸福"。回忆过往愉快、动人或兴奋的事件能够刺激人体释放抗抑郁的生化物质。

每当我察觉到咨询者的夫妻关系紧张时，我总会问："你们是怎么认识的？你的丈夫是如何吸引你的？"

尽管咨询者情绪仍然糟糕，长久积累的紧张关系仍在，但回忆过往的幸福瞬间至少能够暂时地改变咨询者的情绪和语调。因此在许多放松和压力创伤治疗的技巧中，都会存在我们所谓的心理上的"安全场所"。它或许是一种情绪、一段记忆或一幅图像，只要我们想到它，就可以平静下来。

本森医生认为，头痛或背痛的人可以通过"安慰剂"得到改善。原因是因为患者联想到了吃药之后感受到的舒缓效果，从而使疼痛真的得到了缓解。众所周知，"安慰剂效应"的效果近乎魔术。

愉悦记忆的科学力量

日本分子生物学家利根川进因发现产生抗体多样性的基因结构而获得1987年诺贝尔生理学或医学奖，这一发现意味着免疫学研究的重大进步。1990年他突然转换了研究领域，开始深入探究记忆形成和恢复的分子基础。两年之后他发现了一种酶，并将其命名为CaMKII——钙离子/钙调素依赖性蛋白激酶，这种酶参与学习和记忆过程中细胞与关键中介体的信息传递，其指标失常可能与阿尔茨海默病相关。

2017年，由利根川进领导的研究小组在麻省理工学院开展的一项研究登上了《自然》杂志。文章表明，对过往的回忆能够对人的情绪状态产生积极的影响，这是因为奖励机制和动力机制在发挥作用。

回忆过往的积极时刻是对抗抑郁和其他消极情绪的强有力的

良药。值得高兴的是这一常识已经得到了神经科学的证实，尽管这一结果可能并不会让人惊讶。

大脑的好几个区域都参与了这一过程：负责记忆的区域海马体，管理恐惧情绪以及记忆高情感含量的经历的杏仁核，以及负责奖励机制的伏隔核。

记忆的治愈力量甚至比积极的经历本身还要强大。

第 3 章

皮质醇

认识生命旅程中的一位伙伴

想法可以改变我们的内心世界。想象一下，你坐在一个电影院里，突然听到有人喊："着火啦！"你会瞬间变得警觉起来，焦急地跑向最近的出口。

这一瞬间你的身体发生了怎样的变化？人体受到惊吓，向下丘脑发出信号，进而刺激其他大脑分区。激素和神经信号的传递使人体发生了一系列非条件反射，比如心跳加速、身体出汗、体温上升，而有时候此刻大脑尚未意识到危险。我们都在某些时刻有过这种经历。信号经过丘脑，在大脑皮层得到认知处理，并在恐惧情绪允许的状态下，决定应对危机的方式。

之后，位于肾脏上方的肾上腺在接收到下丘脑的信号后会释放一系列激素，其中最重要的是肾上腺素和皮质醇。

在这里我要向你介绍皮质醇——我们的生命旅程中一位至关重要的伙伴。读完接下来的内容后，你会明白发生在你身上的事，理解你生命中的某些时刻和许多身边人的行为。所以请特别重视这一章的内容。

皮质醇本身无害，但含量过高会危害人体。

让我们回到之前的电影院里。如果没有皮质醇，我们可能会无动于衷地坐在座椅上欣赏着这场烟熏火燎的闹剧，所以皮质醇对我们的生存至关重要。

相反，想象一下真实情况。你慌忙起身，心跳加速，呼吸急促，焦急不安地试图寻找最近的出口。你看着四周惊慌失措的面孔，难以冷静思考。终于，你跑到了大街上，汗流浃背，四肢颤抖。这时候有人告诉你不要担心，之前是有人在修理警报器，结果警报器突然无端响了，并没有发生火灾。然后，电影院的门重新打开了，10分钟后观众重新回到了自己的座位。确实，大家都回到了原来的座位上，但实际上，大家的心境以及精神状态和警报响之前大不一样了。

为什么？因为我们身体中的皮质醇含量在刚才的经历中达到了峰值，在几个小时后才能恢复到正常水平。你肯定经历过这样的情形：你正在开车，路边有人突然冲了出来。虽然你没有撞到他，什么都没有发生，但你的身体感受到了威胁，甚至有的人的胸口还会感到一阵刺痛。确实什么都没有发生，这只是你身体发出的警报信号。

因此，皮质醇有什么作用？

——皮质醇对人体多个系统有重要影响。皮质醇的含量升高能帮助我们做好逃离的准备，使血液从肠道流向肌肉，从而增强我们逃跑或防御的能力，这也是为什么我们在紧张不安时会丧失食欲。这时我们的感官会变得更加敏锐（"我张开了浑身上下的每一寸毛孔"），试图捕捉任何有助于识别威胁的刺激。肌肉组织会收到必要的信号（神经信号和生化信号），做好逃离危险或打斗的准备。皮质醇会帮助氧气、葡萄糖和脂肪酸履行各自在肌肉组织中的功能。心跳加速使得心脏搏动速度加快，有利于心脏向肌肉输送血液和养分，保障肌肉组织面对突发威胁时做出迅速反应。

——另外，皮质醇会抑制胰岛素分泌，促进人体向血液中释放葡萄糖和蛋白质。因此，如果人体内的皮质醇含量不能在较短时间内调节到正常水平，可能会导致严重的糖尿病。

——皮质醇这种激素有助于调节人体渗透系统和水矿物质含量。它是血压控制的关键，也参与骨骼（皮质醇过高可能会导致骨质疏松）和肌肉组织（皮质醇过高可能会导致肌肉萎缩、抽搐、抽筋）的运作。

——皮质醇的基本作用之一是对人体免疫系统产生重要的影响，其中最重要的是抑制发炎感染。我们之后会详谈这一点，因为这对理解一些严重疾病的发生机制至关重要。面对压力，人体会调节能量的分配机制。此时免疫系统需要大量能量，这也是为什么生病时你会感到精疲力竭，因为身体的大多数能量正在被免疫系统占用。

——最后，皮质醇会影响一些生理系统的内分泌水平。比如生殖系统，压力和痛苦会影响女性的生理周期和怀孕能力。又比如甲状腺系统，人体内皮质醇含量的某些特殊变化会导致甲状腺功能紊乱（甲状腺功能亢进或减退）或者其他相关疾病。此外，皮质醇还与人体的生长有关。面对迫在眉睫的威胁，你的身体需要聚拢一切可能的能量做出应对。因此，人体会阻断一切可被舍弃的能量消耗，包括与生长相关的。每天人体内都有数百万的细胞死亡，需要不断地再生。如果压力对这一生长过程造成干扰，身体会因为缺失必要的新生细胞而引发疾病。

◆ 如果重新回到发生创伤事件的地点会怎样？

一段时间过后，你重新回到了那个电影院。你坐在座位上，突然不知为何心生警觉。你站起身来，眼神飘向紧急出口的方向，甚至谨慎思考后，你坐到了靠近出口的位置。之所以这样，是因为你想起了上次经历过的惊慌不安，虽然现在并没有听到警报，你的身体却产生了与上次等量的皮质醇。

你的大脑和身体无法辨明真实和想象的区别。

因此，大脑能够严重扰乱我们的内心平衡。思考一些令人担忧的事情，会对我们产生与身临其境相似的影响。每当我们想到一些令人感到压抑、疲惫的事情，人体中的警报系统便会被激活，释放出足够的皮质醇以应对威胁。

◆ 如果我们长期生活在忧虑里会怎样？

忧虑和危机感——无论真假——会使我们体内的皮质醇含量升高，甚至达到正常量的150%。这是理解压力的关键点：人体不仅会对真实的危险和威胁做出反应，面对可能失去工作或财富的焦虑不安，面对可能遭受的名誉危机、友情危机，或者在特定集体中的社会地位受到威胁时，人体的警报系统同样会被激活。

皮质醇是一种周期性激素，在夜间人体内的皮质醇含量降低，到了上午8点达到最高值，之后呈渐降趋势。皮质醇的释放一般与光的节奏保持一致——早上起床时分泌最多，这在某种程度上有利于我们振奋精神，之后的一天里皮质醇水平逐渐降低，黄昏时刻又略有上升。

如果皮质醇水平长期升高，将会变成对人体的一剂毒药。

压力是引发人体炎症反应的主导因素之一。压力通过影响三大主要系统——内分泌系统、免疫系统和神经系统，严重扰乱炎症反应所涉及系统的正常功能。

——面对压力，内分泌系统会释放更多的皮质醇和去甲肾上腺素。如果血液中的皮质醇含量过高引发人体"中毒"，则会导致炎症反应紊乱。

——免疫系统同样和炎症反应有重要的联系。防御细胞的细胞膜上有特殊的皮质醇受体，在压力的作用下防御细胞会变得更加敏感，并停止对炎症的特效控制。

——神经系统负责协调威胁或危机状态下人体的反应。大脑通过周围神经系统（其中交感神经系统发挥重要作用），在激素（皮质醇）系统的帮助下，将警报信号传递到人体的其他部分。在这些信号的刺激下，人体做出之前提到的反应，调整至危机应对状态。如果压力变为长期，人体的调整和反应机制会趋于饱和，可能会导致神经系统障碍，从而引发多种疾病。

因此，长期处于慢性压力状态中的人主要面临两种问题：一方面，身体生长和健康的再生处于停滞状态；另一方面，免疫系统受到抑制。

神经系统

　　自主神经系统由能够无意识地调节人体生理功能的神经元构成。这一系统细分为交感神经系统和副交感神经系统，这两个系统对人体的作用完全相反，交感神经系统起兴奋作用，副交感神经系统则起抑制作用。

◆ 交感神经系统

　　交感神经系统与人的求生本能和在紧急状态下的行为反应相关。它能够使我们的心脏收缩速度加快、力度增强，毛细血管凸起，大量出汗；它能够促进自主性肌肉收缩、支气管扩张，使我们得以快速吸氧，以促进血管收缩，让血液从内脏流向肌肉和心脏；它还能够刺激瞳孔扩张，方便我们更好地观察周围的环境，刺激肾上腺分泌大量肾上腺素和皮质醇。所有这些都帮助我们保持警觉，或在陌生的环境中，或在感到不确定的时候，或在个人安全受到威胁的情况下。血液集中在四肢的肌肉中而不是消化器官中会更有利于我们逃跑，毕竟脱离危险之后我们总会有时间慢慢消化食物。

　　因此，交感神经系统是我们面对陌生或无法控制的情况，或面对不熟悉的事物而产生压力时做出反应的关键。但是这一系统持续激活会对健康产生损害，尤其会阻碍有利于副交感神经系统的组织再生。

◆ 副交感神经系统

副交感神经系统的作用主要在于刺激消化器官和泌尿器官的蠕动和分泌功能。它促进括约肌放松，便于粪便和尿液排出；促进支气管收缩和呼吸道分泌增加。它促进血管舒张，使血液重新流向内脏并刺激性欲；减少心脏收缩的频率和强度。总之，副交感神经系统与细胞和组织的休养生息相关，能够预防或减缓人体退化，从而使我们拥有更长久的寿命和更良好的生活状态。

"皮质醇中毒"的症状

如今，我们的身体变得比从前更容易发炎。

慢性压力使我们的免疫细胞对皮质醇的敏感度降低。这会导致人体免疫系统的活性降低，使我们难以应对真实出现的威胁；这也会降低人体的炎症调节能力，使得面对危险时人体的自我防卫能力下降。事实上，经历威胁、恐惧或紧张的状况后，我们的身体会分泌过量以致对人体组织产生严重伤害的物质——前列腺素、白三烯、细胞因子等。这也是为什么在这种时候我们的身体更容易被感染。谁不曾在假期开始的几天突然生病呢？这是因为放松下来后我们的身体变得脆弱，感冒、尿路感染或肠胃炎等疾病更容易乘虚而入。

皮质醇对免疫系统的改变甚至能到达基因层面。我们已经知道"皮质醇中毒"能够引起人体最深层次的改变，使来自骨髓的新生细胞从初生便丧失了对皮质醇的敏感度。这可能是当今很多疾病和紊乱的起因，但这个现象的发生机制目前尚未有定论。

我们仅仅产生感受到威胁的想法就能够增加炎性细胞因子的产生，这是一种对人体不同组织的细胞十分有害的蛋白质，往往与免疫系统细胞的减少相关，使我们的身体更容易发炎和感染。

与之相反，当我们感受到被理解而不是被威胁，或与他人合作时，迷走神经会被激活，这是副交感神经系统的组成部分。

如果由于压力、各种麻烦、恐惧或紧张，导致人体内的皮质醇水平长时间高居不下会怎样？长期生活在压力、紧张或恐惧中会对细胞造成严重损伤并造成早衰。如今我们已经知道，很多疾病正是经历慢性压力引发的上述情绪状态之后出现的。

前文提到，皮质醇水平会在我们感到恐惧、威胁、悲伤或沮丧的状态下升高。如果达到"皮质醇中毒"的程度，血液中会充满皮质醇，同时血清素或者多巴胺这种有益身心的激素含量则会下降。

"皮质醇中毒"的症状表现在三个方面：身体方面、心理方面和行为方面。

◆ 身体方面

我举几个例子：掉发脱发、眼球震颤、手脚多汗、皮肤干燥、喉咙梗塞、胸腔憋闷、呼吸困难、心跳过速、感觉异常、嗜睡、肠胃问题、应激性肠炎、肌肉疼痛、甲状腺疾病、偏头痛、痉挛、关节炎、纤维肌痛……此外，女性常出现月经紊乱的情况，这是因为与此相关的激素对压力非常敏感。

为什么我哪里都痛？磕碰、受伤、跌倒……这些是每个人都经历过的。人体有应对这种意外事故的自愈机制，其中包括发炎。发炎是健康的、有益的，可以帮助我们的身体修复细胞和组

织受到的伤害，预防感染和病情加重。很多人都经历过容易引发
肌肉纤维断裂的肌肉僵直和肌肉持续疼痛、四肢沉重乏力、肌肉
绷紧或收缩的感觉，其原因可能不总是在于运动器官。慢性压
力、缺乏健康的锻炼和饮食都可能会引发这种持续的疼痛。这也
是如今西方国家的人们滥用阿司匹林、布洛芬等非甾体抗炎药的
原因。

这些肌肉疼痛不仅归因于肾上腺-皮质醇-免疫系统机制引发
的发炎，同样也因为交感神经系统被激活，引导人体在无意识的
情况下进入防御状态。有时这种疼痛在下颌区域会引起严重的颞
下颌关节（TMJ）障碍，这是由于我们咬合牙齿的持续运动（磨牙
症）导致牙齿磨损并损坏了颌骨关节。磨牙症在夜间尤为严重。
因此，让患者在睡觉时佩戴纠正设备是如今常见的治疗手段。

◆ 心理方面

睡眠方式发生变化会使人变得易怒、悲伤、麻木冷漠、兴趣缺
失，我在后文会专门讲解这一点。人长期处于紧张状态会导致注
意力难以集中、记忆力衰退等。持续焦虑不安最终会导致抑郁。

我们的记忆力对身体内的皮质醇水平非常敏感。海马体是大
脑中负责学习和记忆的区域，能够直接受到皮质醇水平变化的
影响。你肯定有过这样的经历：考试前或多或少做了准备，但
在考场中由于太过紧张，你的大脑一片空白。这解释起来很简

单——突然飙升的皮质醇导致你的海马体罢工。"要是我不及格会怎么样？我不知道，他们肯定会考我不知道的东西……"这些想法引发的紧张情绪会阻碍你的海马体发挥作用，阻断了你的记忆，使得起初你的莫须有的害怕最终变为现实。

◆ 行为方面

皮质醇含量过高会使人变得孤僻，回避自己的朋友或家人。这些人与人的交流会变得费力，人们会逃避往常习惯的活动。此外，他们对社交活动变得无动于衷，不想对他人敞开心扉。

心理压力本身无害，相反，这是人体面对现实或虚拟的威胁时做出的自然反应，是危险情况下人类求生的必要因素，同时能让我们更好地应对挑战。但如果威胁已经消失或根本不存在时，心理和身体仍能感受到危险和恐惧，便会对我们造成伤害。

我的大脑和身体不能分辨现实和虚拟

　　我想在本书中分享一个观点，就是我们的大脑不能区分真实和虚假。每当我们有意识或无意识地改变我们的精神状态时，我们的身体会随之改变，无论是在分子层面还是在基因和细胞层面。同样，当我们的身体发生变化时，我们的思想和情绪也能感受到这种变化。我一直在强调想法的重要性，我们的想法能对我们的身体产生影响。我们的大脑日复一日地在各种因素、环境和经历的作用下改造和重塑我们。

　　充斥着有害思想的环境最终会让大脑感到沉重的压力。

　　大脑对身体有超乎寻常的控制力和影响，而我们的思维会直接影响我们的大脑和身体。如果你在平和舒适的环境里闭上眼睛，想着自己喜欢的人，你的身体会释放后叶催产素、多巴胺……甚至会出现战栗、起鸡皮疙瘩等生理反应。沐浴在爱河中的人拥有一种极为强烈的幸福感，体现在他们的情绪、精神和生理层面，这值得另写书细论。如果我想到一些让我害怕的东西——考试、会议、可能丢掉工作、没钱等，我的身体会自然而然地产生压力激素。

举个简单的例子。闭上眼睛，想象你的眼前有一个柠檬，它是黄色的、椭圆状……你把它拿在手里细细揉摸，又放在鼻子下嗅了嗅。你拿起一把小刀，把柠檬切开。你注意到什么？你已经开始分泌唾液了吗？你切下一小块柠檬，放到嘴边想试试它的味道，甚至冒险咬了一小口。之后你睁开眼，面前当然并没有柠檬，但你的身体的反应与柠檬真实存在时并无二致。想象对我们的大脑有令人难以置信的力量。

我们的想法对大脑和身体有强大的影响。如果你的脑海中长久地想着发生过的或未来可能发生的负面事件，你的大脑会理解为这是你特别关注的事情。这会导致什么？你的注意力会被束缚在消极情绪上，也就是说，你的大脑将无法正确管理情绪和集中注意力。更直观地讲，每当我们想到消极、痛苦或有害的事情时，大脑会收到信号并建立专门的神经回路，让我们聚焦在这些想法上，因为我们的大脑不能分辨现实和想象。后文我会谈到一些具体的技巧，帮助我们重塑思想，控制那些会使大脑崩溃的消极想法。

饮食、炎症和皮质醇

　　有人说，"人如其食"。我更认同"人如其感、其思、其爱"，但我也意识到饮食对我们的健康发挥着根本性的作用。我们都知道，一些食物与严重的疾病，比如癌症有着密切的关联，因此，我们不应忽视饮食。近年来，人们的饮食习惯发生了巨大的变化。根据营养学专家掌握的数据，如今的人们摄入的促炎性食品比从前多了30%。

　　罹患慢性炎症的人体内的维生素（维生素D、维生素E、维生素C）和Omega-3（欧米伽3）含量会低于正常值。另一方面，长期的炎症会导致人体的肠屏障功能紊乱，使得肠道对一些物质的渗透率增大，最终会损害免疫系统，并导致人体摄入某些食物后引发不良反应。

　　能够引发炎症的食物常与胰腺释放的胰岛素有密切的联系。这些"常见的嫌疑犯"中包括酒精（特别是酒精度高的酒）、饱和脂肪、含糖饮料以及精制面粉，特别是小面包作坊用的面粉。

　　要警惕西式快餐。哈佛大学新近发布的研究表明，西式快餐中富含促炎性食品——精制面粉、反式脂肪、含糖饮料和红肉。常吃西式快餐的女性患抑郁症的风险要比普通饮食的女性高出41%。因此，我们有必要重新关注具有抗炎效果的食物，比如：

——Omega-3（详述见第8章）。

——具有显著抗炎功效的调料，比如生姜。

——酸性水果。

——维生素D。越来越多的研究表明，抑郁和人体内的维生素D水平低有关。心理医生已经开始评估患者的维生素D水平，并发现使用含维生素D的药物能够改善患者的抑郁情绪。

——洋葱、韭菜、欧芹、月桂和迷迭香。比如脚或脚踝受伤时，用含有月桂和迷迭香的水泡脚会起到缓解炎症的作用。

◆ 消化器官在炎症反应中扮演什么角色？

两年前，有人建议我研究一下益生菌、肠道菌群以及两者与精神状态之间的直接关系。我搜集了很多相关信息，读了大量的文章和刊物。这是一个新的研究领域，发展前景广阔，且近些年来与之相关的研究成倍增加。

主流理论认为大脑和肠道之间存在重要关联。自食管延伸至肛门的消化道包含着上亿个神经细胞，这个数量相当于大脑的中枢神经系统和小脑的脑干神经系统中细胞数量的总和。此外，消化道内含有上千亿的微生物，在人体摄入的养分和食物的加工处理中起着重要的作用，同时它们能向肠道中释放大量分子，这些分子能从根本上影响我们的身体。

这些研究都是近几年进行的，很多方面尚待推敲，但是最初基于鼠类实验发布的研究表明细菌菌群的缺乏对生物体，包括大脑有重要的影响。如今，该领域对细菌菌群的突然改变和同时期病人的情绪状态或行为的变化之间的因果关系予以特别关注。

理论是多种多样的。在2015年发表的一篇评论中提出肠渗透性不足可能是情绪紊乱时身体出现炎症的原因。另外，有人认为有些微生物分泌的物质能够在大脑中执行神经传递素的功能。还有人推测，消化道微生物产生的一些物质能够直接影响人体的免疫系统或神经系统。

微生物菌群对肠黏膜通透性的调节和抑郁症的炎症成分具有直接作用。

血清素是掌控幸福、食欲、性欲以及多种生理心理功能的激素，也是导致焦虑和抑郁状态的原因。然而将大脑的血清素水平作为衡量抑郁的指标是不恰当的，因为大约90%的血清素在肠道中生成，剩余部分才由大脑产生。

越来越多的研究开始关注益生菌和情绪。2017年12月的《大脑、行为与免疫》杂志发表了一篇关于益生菌如何逆转抑郁倾向的研究。丹麦奥胡斯大学的研究者强调益生菌不仅有益于肠道健康，而且对情绪状态也有积极作用。

2018年发布了一项由尼古拉·洛皮佐（Nicola Lopizzo）博士领导的研究，该研究将阿尔茨海默病与炎症和微生物菌群联系起来。研究发现，阿尔茨海默病患者体内的微生物菌群与参与研究的健康对象之间存在差异。如今，炎症被认为在阿尔茨海默病的发生和发展中起着关键作用，人们认为这种炎症可能受微生物菌群的影响。这是一个新的领域，推动着我们进一步深入研究。

◆ 能否把抑郁症看作大脑在发炎？

在读了这么多内容，当然，最好能有所理解之后，现在我们知道炎症，特别是慢性炎症和疾病之间存在着重要关联。但是，抑郁症呢？发炎在抑郁的过程中扮演着什么角色？

近年来，科学界已经屡屡发声，试图解释两者之间的关系，这让我激动不已。2018年2月，迈耶博士的团队在权威医学杂志《柳叶刀》上公布了炎症在抑郁中发挥作用的首个科学证据。这个研究使用了正电子发射型计算机断层显像（PET）技术，研究表明经年遭受抑郁症折磨的病患的大脑发生了变化，炎性细胞增多，也就是说，这些病患的免疫系统反应过度。

另一方面，研究人员发现没有抑郁症的其他疾病患者在使用了一些调节免疫系统的药物后，比如用于治疗多发性硬化症、黑色素瘤、丙型肝炎及其他疾病的α-干扰素，很多人同时表现出了抑郁的症状。

那些遭受暴力、创伤、严重伤害和校园霸凌的孩子会怎样？

最新的研究表明，孩子在童年时期受到压力，包括霸凌、父母分居、心理或生理虐待等会引发炎症，使得他们更容易情绪崩溃，也更容易在成年之后患上抑郁症。抑郁症的诊断和治疗面临的主要问题之一便是缺乏以更个人化和具体化的方式进行治疗的标记物。如今，这种心理压力已经可以通过血液分析进行判断。在这方面最可靠的参数之一便是血液中的C-反应蛋白。

血液中的C-反应蛋白含量过高会引起情绪低落、失眠和食欲不振。

为常见抗抑郁药物无效的患者提供其他选择是合情合理的。测量血液中的炎症标记物，比如白介素-6（IL-6）、肿瘤坏死因子-alpha（TNF-α）和C-反应蛋白（CRP）的水平可能是一种解决方式。这些物质已被证实能够作为抑郁症诊断和追踪的可靠标记物——抑郁症患者体内的C-反应蛋白含量比常人高出近50%。

持续的慢性低度炎症对抑郁症和精神病的形成有着直接作用。

2016年10月，《分子精神病学》杂志刊登了英国剑桥大学精神病学系的戈兰·坎德克（Golam Khandaker）博士的一篇文章，文章研究了抗炎药物的使用对抑郁症的影响。研究使用抗细胞因子药物——抗炎症分子——治疗自身免疫性炎症疾病。对治疗的效果和副作用进行收集分析后，研究人员惊奇地发现，研究对象的抑郁症有所好转。

药物治疗并不总是可靠的，近三分之一的抑郁症患者对市面上现有的抗抑郁药物没有反应。面对这项研究空白，炎症可能会成为许多抑郁症患者治疗的关键因素。或许在不远的将来，科学家有望将抗炎药物[①]应用于那些对常规治疗无感的抑郁症患者。我们之后会谈到与自身免疫性疾病用药类似的抗炎药物——抗细胞因子单克隆抗体。

对常规抗抑郁药无反应的患者中约有三分之一有明显的炎症表现。

简要总结：

——抑郁与慢性低度炎症相伴随，这归因于免疫系统的激活（细胞因子或其他物质）。

——炎症、心血管疾病和癌症患者常表现出抑郁症症状。

——一些免疫调节药物的使用会导致抑郁症。

——糖尿病患者得抑郁症的风险是常人的两倍以上。

——压力、吸烟、消化系统紊乱和维生素D水平低会伴随着

[①] 并非指我们熟知的布洛芬等抗炎药物，而是与之类似，但侧重于寻找抑郁症相关炎症过程的生化靶标。

炎症反应。发炎不仅是抑郁症的起因，也是缓解和解决抑郁症的关键所在。

——发炎对抑郁症来说是至关重要的一个过程。在不同阶段都应当予以关注：它既是诊断疾病的标记物，也是治疗方式选择的重要参考因素。治疗抑郁症的过程中对人体各部位的炎症指标进行追踪，观察可能存在的抗药性和效果或许对治疗有所帮助。

——对炎症的研究为治愈对常规治疗没有反应的抑郁症患者提供了新的可能性。

——炎症是理解和关联并存的症状和器质性疾病的关键（心血管疾病——抑郁，慢性焦虑——内分泌紊乱等）。

——当我们生病时，会产生对身体发出警示信号的物质——著名的细胞因子。抑郁症患者体内的细胞因子水平会显著地升高。在其他的精神疾病中，比如双相情感障碍，其治愈的过程中患者体内的细胞因子水平会趋于稳定。

第 4 章

告别过去

克服过往的伤痛，憧憬明日的希望

作为精神病医生，我习惯把幸福定义为懂得安于当下、告别过去的伤痛并能够展望未来的能力。沉溺于过去的人会变得压抑、神经质、心怀怨恨；总为明日担忧的人则会焦虑不已。抑郁和焦虑是21世纪的两大流行病。

其实我们担忧的事情中十之八九并不会发生，但是我们的身体和大脑会表现得像这些事真的发生了一样。

我们经常为不一定会发生的事情承受着压力。如果我没通过考试怎么办？如果我被辞退了怎么办？如果我没有被大学录取怎么办？如果这个项目没做好怎么办？如果没有再次获得奖学金怎么办？如果我的伴侣抛弃我怎么办？如果我的孩子出事了怎么办？如果我病了怎么办？如果我的父母病了怎么办？这些没完没了的"如果"会对我们的身心产生强烈的消极影响。不要忘了，人应该活在当下，你只需在此刻做出行动、感受和回应。你要对自己当下的行为负责，对你在今天、在此刻进步的能力负责。

若你问起别人为何忧心，你得到的答案总是为过去和将来。

我们已经忘记了要活在当下。

过去的经历能为我们提供宝贵的经验和信息，但它不能决定未来。如果我们沉溺于过往，一次次回想发生过的事情，可能会导致极为不利的影响，令我们产生忧郁、沮丧、愧疚、悲伤、不满的情绪，甚至造成抑郁。

所有这些情绪的共同特点是使我们丧失享受当下生活的能力。陷在过往的记忆里还会阻挡我们在生活中前进的步伐。

罪恶感

没有什么情绪能比罪恶感更具坏处和破坏性。罪恶感是指一个人做了错事或者没有达成期望使他人甚至自己失望时的感受。

罪恶感可能由不同的原因造成：要求或自我要求的严苛程度，家庭教育、禁忌、学校、与同事和同学的关系，童年或青少年时期受到的不良性教育等。罪恶感既可能源于内部也可能源于外部。

——可能源于你自己的内心。比如你总会感到失败或失望。你的视线聚焦在自己的不足或错误上，你会贬低自我，难以看到事物积极的方面，难以进步。

——可能源于外部。比如你周围的人对你的指责。童年时期你听过的类似这样的话语："你应该为……感到羞愧""这样做，你爸爸会伤心的……"；成年时期你听过的类似这样的话语："你本该学经济的""你不该和……结婚的""你不该插手这桩生意""你本该看到……来了"。

注意！这些源于内部或外部的指责都会对我们的精神和身体造成损害。

罪恶感会摧毁一个人，阻碍其前行。有些罪恶感甚至能引发严重的负面情绪。我在心理咨询中常常见到意志消沉、神经质的患者，他们陷在罪恶感中难以自拔。有时候我们确实会犯一些严重的错误，所以当这种罪恶感确实有根据的时候，我们要尝试把这种过往的错误变成完善自己、吸取教训并克服困难的动力。

卡塔琳娜的案例

卡塔琳娜结婚的时候31岁，她之前一直在一家跨国公司工作，经常往返于西班牙和欧洲其他国家。她很享受自己的工作状态，从未感受过自己的身份对工作造成的困扰。

卡塔琳娜在33岁的时候第一次做了母亲。分娩后的产假期间，她开始感受到自己对儿子爱德华多产生了强烈的依恋感情。她不停地阅读关于婴儿、哺乳和母性的书籍，这甚至让她自己也感到惊讶。她还在几个网站上报名学习以了解更多的相关知识。此外，她还和其他妈妈一起参加产后互助小组，一起带孩子去做按摩，乐此不疲地和其他女性分享着育儿的点滴日常和孩子的成长趣事。

4个月后，卡塔琳娜重新回到了工作岗位上。怀孕前她的工作动力一直很强劲，但回归前的几天里她却感到烦闷不已。开始工作后，她发现自己无法切断与家庭的联系，她在手机上安装了一个监控系统，可以随时查看孩子在家的状况。

每次走出家门，卡塔琳娜都会感受到一种"糟糕的罪恶感"，觉得自己不该抛下孩子。这种想法使她陷入焦虑不安的状态，工作效率也变得低下。她内心的罪恶感如波涛汹涌，唯一的愿望就是立刻回家，待在孩子身边。她注意到自己正在陷入一种病态的母子关系。两个月后，卡塔琳娜因为焦虑申请了休假。

第一次咨询的时候，我便意识到罪恶感使卡塔琳娜陷入了焦虑、抑郁的状态。我们展开了一个疗程，我一方面尝试了解她具体的痛苦程度，另一方面深入她的内心，剖析罪恶感造成的崩溃和焦虑。我们注意到在她的原生家庭中，父母分居，父亲生活在离她很远的地方，母亲永远忙于工作，从来不曾亲近她。她解释说："我妈妈终日在外工作，总会把我们几个放在邻居家里做作业，和邻居的孩子们一起玩耍。她很少吻我或表达对我的喜爱。她非常冷淡、追求实际，每当我做得不好时她总会对我十分苛刻。"

治疗持续了几个月，最终卡塔琳娜开始接受那些压抑在内心的依恋情绪，学会了理解自己童年的生长环境，以及理解和接受她的母亲——无论她是个怎样的母亲。如今卡塔琳娜减少了工作时长，并开始期待第二个孩子的到来。

如何缓解罪恶感

——关注并记录你的一天中产生的最强烈的罪恶感，观察哪些事对自己影响最大。要学着承认有时候或许是你对自己太过苛刻。

——列一个清单，记录那些你可能已经犯下的并给你留下深刻印象的失败、过错或者失误。不要夸张、不要过于严苛或过于宽容，保持中立，对每一项从0到5打分，借助这种记录能够帮助你精确地认识到自己的罪恶感的轻重程度。

——把那件令你痛苦不已的往事当作火车上望见的窗外风景，看它一闪而过，转瞬不见。要明白，你再没有办法改变它，罪恶感无济于事，并不会让你成长，也不会消除你的罪恶、痛苦或绝望。它没有积极的意义，只是一种阻碍你前进的负面情感，你必须摆脱它。

——如果你扪心自问：沉溺在过往的罪恶感中让自己失去了当下的什么？你会惊讶地发现，是你身边的风景。当然！风景仍然在那里，只是你失去了感受它的能力而已。

——学会自爱。拥有与自己和解的能力是使你生活愉悦的必需品。困在罪恶感中的人是无法看到自己的优势和闪光点的，他们会觉得自己的不足和缺点会使不幸一次又一次地降临在自己身上（这种认知是扭曲的）。

——要警惕受害者思维。罪恶感最终会演变成受害者思维，它会导致你产生神经质的行为和扭曲的世界观，影响你与他人相处的方式。

——寻找能让你开心的事情。能让你开心的事情一定是存在的，只是有时候你的情绪状态和对过去的执念会阻碍你的视线。但你的内心一定有催促你向上生长的力量，尽管可能不为他人所喜。这便是你将面临的最大挑战——摆脱他人对你的意见和指摘。

——关注你的价值观。罪恶感会导致我们的价值体系崩溃。我们会变得不知道该相信什么、不知道为什么要相信。你要思考一下是什么在主导你的人生。你是否一直在顺从外界强加给你的标准，或一直以来你对自己过于苛刻？

抑郁症

　　抑郁症是我们的时代病。事实上，在临床概念上，抑郁症分为很多种。抑郁症是现代社会传播甚广的疾病之一，在西班牙有近250万抑郁症患者。

　　抑郁症是一种疾病，有起因、有症状、有预后、有治疗方式，甚至有的情况下可以预防。抑郁症分为两种：外源性抑郁症和内源性抑郁症。两者之间有中间区域，存在两者混合的情况。此外，还有反应性抑郁，这种抑郁的根源在于患者自身的生活。

　　随着医学水平的发展，专家们认为抑郁症比之前推测的要复杂得多。抑郁症涉及大脑的多个神经回路，其中被研究得最多的是中枢单胺能系统，其末梢释放血清素、多巴胺和去甲肾上腺素等；但这些神经回路的衰退是否能够像阿尔茨海默病、帕金森氏病和其他神经退行性疾病那样导致抑郁，目前尚未得到证实。

　　如今，有人指出抑郁症病因的神经生物学假说与负责情绪和认知功能的神经系统的神经可塑性相关。也就是说，导致抑郁的是神经系统的紊乱，而不是其中神经传递素的紊乱。

　　抑郁症是一种悲伤的疾病。它可能会表现出无穷无尽的消极症状：痛苦、萎靡、麻木、丧失兴趣和希望、丧失求生欲、意志消沉、精神不振（不想做任何事）、产生自杀的念头、失眠、注意力难以集中。

抑郁症会使人丧失动力和做任何事的欲望。其症状非常广泛多变，在生理方面表现为头痛、心前区压迫感或者全身不适；在精神方面，最主要的是情绪低落，此外使人对未来失去希望也很常见，因为罪恶感会使一切淹没在灰暗之中；在行为方面会使人变得麻木、自我封闭、边缘化；认知方面会使人注意力难以集中，记忆力下降，产生阴暗的想法。所有这些症状会扭曲患者对现实和社会的认知观念，因此抑郁症患者常给人武断的感觉——他们渐渐丧失了社交能力，在人际沟通方面变得笨拙和生疏。抑郁症的症状很多时候是非特异性的，表现为生理系统紊乱；一些研究显示，60%的抑郁症患者求医的原因是他们出现了生理方面的症状。

没有经历过真正临床意义上的抑郁症便不会懂得它的悲哀。抑郁症造成的痛苦深刻至极，以至于患者常常视自杀为唯一的出路。

没有人可以免受抑郁症的威胁。尽管存在一些可能导致抑郁的风险因素，比如家庭、遗传、社会经济等，但事实却是任何人都可能患抑郁症。我在心理咨询室中见过各种各样的人，他们都在一条名为抑郁症的黑暗隧道里疲惫穿行。作家、运动员、音乐人、演员、歌手、政客、企业家和各种成功人士……很多人都承认他们曾经遭受过抑郁症的折磨，并接受过相关治疗。

患抑郁症的名人

绘画天才文森特·凡·高曾在一家精神病医院接受治疗，但他的病情仍然不断加重，最终自杀身亡，这对凡·高本人和艺术史来说都是一个巨大的不幸。凡·高认为自己的人生是一场没有意义的悲剧，自己是彻头彻尾的失败者，他一生中确实只卖出了一幅画。凡·高最终放弃了自己，他在世的时候说过"悲伤是永恒的"。

很多人认为米开朗琪罗是艺术史上最优秀的雕塑家。他的抑郁症是由如今我们称之为身体畸形恐惧症造成的，也就是对自己身体某个部位不满意引发的过度执念。据说，米开朗琪罗的外貌并不讨人喜欢，因为他曾被对他心怀嫉妒的暴脾气的雕塑家彼得罗·托里贾诺在争执中击中鼻子，导致他的鼻子变得有些畸形。这给米开朗琪罗造成了心理创伤，使他变得越来越孤僻，在很多年里一直拒绝别人的陪伴。他的好朋友，诗人波利齐亚诺在这段时期给了他重要的支持和慰藉。

欧内斯特·米勒尔·海明威也饱受重度抑郁的摧残，直到生命的最后一刻。他一直生活在深重的悲伤和绝望里，为了治愈，他曾接受过几次电击治疗，这种疗法在当时并不成熟，会对患者造成更严重的伤害。海明威因此失忆，认知能力也受到了严重影响。1954年海明威获得诺贝尔文学奖时，他的致辞是："写作，在最成功的时候，是一种孤寂的生涯。作家团体固然可以排遣他们的孤独，但是我怀疑它们未必能够促进作家的创作。"

　　海明威的父亲于1928年自杀，得知这一死讯后，海明威说："或许我的生命会以同样的方式落幕。"事实也确实如此，1961年，海明威在家中用猎枪自杀身亡，终年62岁。

　　儿童也会得抑郁症，儿童抑郁症表现为不同的症状，这些症状会外在化，通过行为表现出来。10～12岁的儿童尚不具备足够丰富的表达情感的词汇，难以口头表达自己的情绪。因此想发现儿童身上可能存在的抑郁症需要聚焦、解读他们行为的变化：不再玩耍、沉默寡言、自我厌烦、频繁哭泣、注意力难以集中、学业成绩下降。当孩子表现出萎靡不振、随波逐流、不再幻想或行为有所改变时，父母应当及时发现并予以关注。

　　幸运的是，如今针对各种程度抑郁症的治疗水平都有了显著的改善。尽管不像大家期望的那么迅速，也确实像我们知道或听说的，有人需要终生接受治疗。如果我们从一开始就能够遏制抑郁的症状并找到适当的治疗方式会增加治愈抑郁症的可能性。很多抑郁症的形成源于长期慢性焦虑，这一点我之后会详细说明，因此对抑郁症的治疗应当针对患者的情绪操控、压力和情感管理以及性格背景展开。

　　我习惯在咨询治疗中采用图式的方式，尝试简单地描绘出患者的性格模型，表现出他的性格、压力管理和精神症状，通过这种方式让患者理解自己的问题，并且相信自己能够解决问题，我们来看一个例子。

亚历山德拉的案例

　　亚历山德拉因为抑郁症、惊恐症和频繁的偏头痛前来咨询。她曾接受过五年的药物治疗，但效果只维持了几个星期。在深度分析了她的性格后，我发现她是一个回避型人格的人，也就是极度内向，总会反复回想过去的事，十分敏感。我研究了她的压力源，包括同他人的关系、面向公众的工作、与和她纠缠不清的前夫见面，另外还有月末的到来，因为这通常意味着经济问题。

　　在这个案例中，单纯使用治疗抑郁症或惊恐症的药物对患者是不够的，我需要从问题的根源，即她的回避型人格来着手，掌控压力管理。因为在公共场合工作和社交行为是亚历山德拉产生压力的重要原因。她需要先解决焦虑症状、掌握放松的知识和技巧，最后再治疗抑郁。如果有必要的话，可以使用药物。

　　以我的咨询经验来看，运用这种图表能够使病人更好地理解自己的问题所在，理解自己内心是如何运作的以及药物治疗的目标。亚历山德拉的性格模型如下图所示。

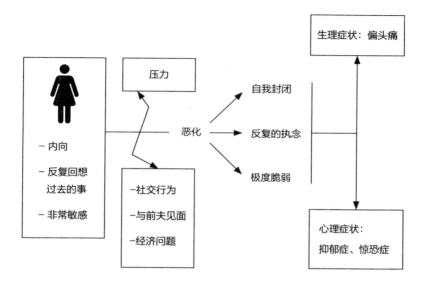

原谅

原谅是一种爱的举动，是人们面对他人和生活的高尚态度。原谅是人们即便受到伤害后仍然报以善意，是一种特殊的给予，是人性的升华。

我并非天真幼稚，忽视原谅某些行为的困难。原谅别人不经意的过错和在遭受了真实、巨大的痛苦之后选择原谅也并不一样。蔑视、无故的攻击、羞辱、背叛、出轨、偏激的指责会导致人们感受到各种程度的痛苦，原谅很难，因为这种痛苦有时几乎是无法摆脱的。

在柬埔寨工作的日子里，我听到了童妓们令人毛骨悚然的悲惨经历。我把听到的字字句句记在本子上，有时重读这些故事时，我仍会不知不觉流下眼泪。我想帮助那些遭受非人折磨的童妓，但却找不到排解她们痛苦的出口。我一直认为心理医生和精神病医生的职责就是帮助那些痛苦、受伤或崩溃的人找到一个出口，但是在柬埔寨的工作中，我不知道从何下手。

直到有一天，我认识了梅伊，她给了我灵感。

遇见梅伊是在8月的一天，天色阴沉闷热。我去当地的联系人索玛丽之前和我提到过的一个坐落在山上的女童收容所。当我们到达的时候，看到的一切给我留下了深刻的印象。为了表示平等，女童们穿着一样的衣服——夏威夷风格的衬衫和裤子。索玛丽走向她们，她在屋子中间坐下，孩子们瞬间围了过去抱住她。有些孩子的目光里能让人感受到深重的悲伤，她们的眼睛里沉溺着痛苦、残酷的过往。其中最小的孩子只有五六岁，她们在索玛丽的身边旋转起舞。其他人则坐在角落里，无动于衷。索玛丽开始用高棉语给她们讲故事，嗓音甜蜜而温柔。渐渐地，远处的孩子们慢慢向她靠近，她们的神色少了几分紧张和冷漠，变得舒缓起来。

当我看着这一切的时候，一个笑眯眯的女孩子走到我身边。我用高棉语介绍了一下自己，尽管我掌握的高棉语十分有限，但对简单的对话也足够了。她说她叫梅伊，今年13岁，几个月前刚来到这个收容所。当她察觉到我的语言问题时，笑容变得越发有趣，随即她对我说了几句英语。显然她的英语远比我的高棉语要流利。在简短的交谈后，我问她现在开不开心。她坚定地回答说："现在是开心的。我将来想做一名作家，专门为孩子们写故事，让他们的妈妈读给他们听。这些故事必须讲父母应该如何爱护和照顾他们的孩子，而不是把孩子送去卖淫。"

梅伊提到卖淫时没有丝毫恐慌和畏惧，但我的后背顿时出了一阵冷汗。沉默了几秒后，我缓了过来，问道："他们卖了你？"

"嗯，我祖母，我永远不会理解她的行为。"沉默片刻之后，她抬起目光，继续说，"我没有父母，从记事起便和祖母一起生活。一年前我被带到一个外国企业家的房子里，那里有很多女孩，有的在做饭，有的在打扫卫生……一天那个企业家把我叫到他的房间里，脱掉了我的衣服，对我做了一些之前我闻所未闻的可怕事情。我只能不停哭喊，但是没人理会我……"

我抱住了她，想安慰她，但是她的神色间不见一丝痛苦，仿佛那是很遥远的记忆。她继续说："这样的事重复了好几天，直到我再也无法忍受。我决定要逃离，一天晚上，我翻出了铁栅栏，逃出了那个地方。但我没有地方可以去，也没有地方可以回。我记起之前认识的一位印度先生，在我们没有食物的时候他曾经到我们居住的地方分派大米。他是个好人。于是我去了他的家里。那位先生是个传教士，之前我从未听说过基督教，他给我讲上帝，讲上帝是如何死在了十字架上。我从未受过宗教教育，但我对他的故事非常感兴趣，于是问道：'那上帝是如何克服这种痛苦的？'他的回答是：'他原谅了他们。'我开始在上午去附近的小教堂，和胸前挂着木质十字架的人聊天，请求他帮助我学会原谅，以摆脱终日纠缠我的痛苦和愤怒。一天，当我坐在地上的时候，我突然发现我感受不到仇恨和愤怒了，我已经原谅了那个外国企业家。从那天起，我的生命整个改变了。"

我的心情激动起来，隐约看到了一种平息痛苦的可行方式。她继续说："那位传教士先生一直四处打听该把我送往何处，最终我们决定向警方揭露这起罪行，之后警察把我送到了这里。几天后我认识了索玛丽，现在有了这么多的姐妹，我过得很开心。学会原谅之后，无论之前的痛苦多么煎熬，我也都能放下了，这是让自己平静的唯一方式。我试着把这种方式教给我的姐妹们，在这里我们以姐妹互称。我爱她们，听她们讲自己的故事……我很幸运，也很幸福。"

我和梅伊谈了很久，对原谅的力量能够抚平她如此深重的创伤感到惊讶不已。之后的几周里我尝试着将她教会我的"原谅的方式"运用在心理治疗之中。

在强烈的震撼下，我开始阅读、研究所有能找到的与原谅相关的资料，并且认为原谅对痛苦的平息建立在"理解即解脱"这一概念的基础上。这指的是，当你理解了别人伤害你背后的原因，包括经历、性格、嫉妒、内心斗争等，你便能够从痛苦中解脱出来。

梅伊曾十分憎恨卖掉自己的祖母，但是她对我说："祖母只是看着眼前的一无所有感到很绝望，选择了一种简单的解决问题的方式，她没什么恶意，只是想让我的妹妹们有饭吃。"

当然，这个世界上确实存在蛇蝎心肠的人，但大多数人伤害别人往往都是有原因的，甚至有时候他们自己都没有意识到。但如果你尝试着去寻找，去理解，你会惊讶于它平息痛苦的力量。

不幸的遭遇可能是十分痛苦的、折磨人的，这也是为什么我们必须从那些不幸中走出来。被仇恨淹没或无力消化受到的冒犯或羞辱会让一个人变得满心愤懑、尖酸刻薄或神经质。为了避免产生这种消极的结果，选择"自私地"原谅或为一剂良药。

悲剧和创伤能摧毁一些人，也能使一些人变得强大，获得重生，给予他们更强大的爱的能力。

所有的宗教和道德体系都把原谅视为一种基本的核心。佛教对原谅进行了深度诠释，佛祖的箴言阐明了人懂得原谅的必要。在犹太教中，原谅则是一个根本性的概念，这和基督教相似。我将用几个耐人寻味的故事解释这一概念。

那如果无论如何……都做不到理解呢？

西蒙·维森塔尔（Simon Wiesenthal）是一位奥地利的犹太人，曾经是工程师。在第二次世界大战期间，他被辗转监禁于五个集中营，1944年在毛特豪森集中营被美国人解救。重获自由后他立刻投入全世界反纳粹事业中，成为著名的"纳粹猎手"，他把千余名纳粹分子送上了法庭。

西蒙·维森塔尔在《向日葵》和《宽恕的极限》两本书中讲述了自己的个人经历和他对原谅这种两难境地的看法。

书中记载了一件影响他终生的事情。在集中营的时候，有一天一个护士请求他跟着自己，然后把他带到了一个房间。房间里躺着一个垂死的青年纳粹党卫军，21岁，名叫卡尔·塞德尔。这个青年有个特殊的请求。他被子弹击中要害，奄奄一息，几乎全身都被绷带包裹着，很难开口讲话。卡尔请求护士带一个犹太人过来，想与之交谈。接下来的几个小时里，西蒙待在这个年轻人身边，听他讲述了自己的身份、童年，以及青年时期如何加入党卫军并犯下种种暴行的。他紧紧地抓着西蒙的手，向他坦白了自己所犯下的最残酷的暴行之一：他们闯入了位于乌克兰第聂伯罗彼得罗夫斯克的一个犹太家庭，对一家人进行猛烈的殴打之后把他们焚烧致死。之后卡尔讲到了最令他痛苦的部分，有个年幼的孩子试图跳窗逃脱，但卡尔却冲他开了枪，那个孩子的目光便从此刻在了他心里。几个小时的讲述里，西蒙不置一词。

卡尔的最后几句话是："我一身罪恶地躺在这里，和你共度我生命的最后几个小时。我不知道你是谁，只知道你是犹太人，这就够了。我知道我讲的这一切对你来说过于可怕，但我不止一次地想和犹太人说出这些，请求他们的原谅。我知道我的请求对你来说太过分了，但没有你的答案我无法安然死去。"

西蒙承受不住，转身离去。他在书中对这一问题提出探讨："我当时应该原谅他吗？……我在那个垂死的纳粹青年床前的沉默是对的还是错？这是一个考验人性的深刻的道德问题。这个事件的核心是原谅。时间的流逝可以带来遗忘，但原谅是一种主观自愿的行为，只有受害者才有资格做这个决定。"

上述经历让西蒙深陷关于罪恶、原谅和后悔的道德纠葛。在他的书《宽恕的极限》第二部分，他采访了53位思想家、智者、政客和宗教领袖，他们分别信奉犹太教、基督教、佛教，还包括来自波黑、柬埔寨等地的种族灭绝见证者，询问如果是他们的话会怎么做。这些人中的28个人表示不能原谅，16个人表示原谅是有可能的，9个人无法给出明确的答案。其中大多数支持原谅的人是基督教徒或佛教徒。还有些人认为可以原谅，但不应遗忘，要铭记于心以免悲剧重演。这本书最后并没有对这个问题得出什么结论，因为归根结底这是一个基于个人的内心观念之争。

原谅并不意味着认同他人的所作所为是可以接受、可以谅解的。有时候罪行过于残暴和灭绝人性，以至于受害者无论如何都找不到理由来宽慰自己心中的痛苦。尽管如此，还是有必要原谅，不然悲剧所产生的痛苦会一直在你的内心扎根。这些伤害、恶意和怨愤会让你深陷痛苦、难以自拔。原谅可以缓解痛苦、避免怨愤，并为受害者打开通往未来的大门，否则，一个人会不可避免地陷入自我封闭。原谅是受害者特有的权利，而并非取决于施加伤害的人。尽管创伤痛苦至极，尽管施暴者不加悔改，选择原谅能够使人解脱，帮助受害者向前看。以我的临床经验来看，这个办法始终是奏效的。原谅是从痛苦中得以解脱的一个跳板、一个桥梁，但是也要承认，有些时候我们就是难以做到。

原谅就是带着伤痛回到过去，再平安归来。

如果不能原谅，如果不能让自己解脱，我们会深陷怨恨和复仇的欲望。复仇欲望会驱使我们以牙还牙，定让施暴者也遭受同样的痛苦。怨恨则会让我们对受过的伤害难以忘怀，更难以克服。若是如此，我们的内心将永远不能恢复平静和平衡。

如何原谅呢？

——接受已经发生的事情，不要否认事实。

——尝试以豁达的心态对待发生的事。有时候我们无论如何都无法改变别人对我们施加的事情，生活中有太多我们无法控制的复杂和不公。

——运用眼动脱敏与再加工（EMDR）[1]等疗法淡化心中的执念。EMDR是一种用于治疗创伤后压力综合征的心理治疗方法。它整合了不同心理疗法的要素，使用双侧刺激，通过一次次的眼球运动、声音或拍打来刺激患者的大脑半球。已经有诸多科学实验证实了这种疗法的有效性，特别是对经历严重创伤（死亡、恶劣事件、精神或生理虐待）或者其他导致心理崩溃的事件的患者。我曾在柬埔寨运用这种疗法，效果令人十分满意。

——培养自尊心。内心强大的人才能做到原谅，才能够克服愤怒、复仇欲或自哀自怜。适当的自尊心可以给予我们足够的安全感，从深重的不幸和痛苦中脱身，并做到原谅。

——学会保持积极的心态。有时候这需要时间，但是在困境中保持希望有助于我们抚平伤痛。

——避免被罪恶感淹没。不要把自己变成受害者！有的人在

---

[1] 全称为Eye Movement Desensitization and Reprocessing，1987年由弗朗辛·夏皮罗博士发明。

不幸面前选择封闭自我，不再思量前行。沉浸在过去的不幸里，一次次的自我评判最终会阻断我们人生前行的轨道。

——向前看。

——从别人对自己的宽恕中学会宽恕。仔细琢磨我们的生活中他人对我们的宽恕或许能对我们有所裨益。

——用同情之心看待他人。约翰·保罗二世曾说："没有原谅就没有正义，没有同情就没有原谅。"要试着让同情、怜悯这种强有力的积极情绪代替我们的负面情绪。

同情

　　同情就是易地而处，思其所思，感其所感。同情的字面意思是共同感受他人的情绪，是对人性的升华，对他人抱有同情之心的人不仅能够明白他人遭受的痛苦，而且能够对其遭遇产生共鸣，竭尽所能帮助他人脱离困境。

　　发自内心的同情对我们的精神和身体状态以及人际关系有显著的积极影响。同情能够使人从愤怒和仇恨中解脱出来，恢复平静和平衡。尽管每个人的同情能力不尽相同，但是通过悉心培养，能够对我们的人际关系有所裨益。

　　人们通常对他人的痛苦会敬而远之，甚至怀有莫大的恐惧，因为感同身受会剥夺我们自己当下的快乐：

　　——我们自身的心理状态十分脆弱。近距离接触他人的痛苦情绪会使我们联想到自身的痛苦遭遇。

　　——我们没有足够的能力帮助他人，共情会在我们身上催生失败感和无力感。

　　——他人的痛苦超过了我们能承担的极限，成了我们自己生活的负担。这种情况常见于极端敏感的人身上：听到的痛苦太过沉重，以至于自己难以消解。因此，我们对自我的明确认知十分重要，要了解自己分担他人痛苦的极限所在。

恐惧与焦虑

约翰的案例

2001年"9·11"事件发生的时候，35岁的约翰正在世贸中心双子塔的二号楼工作。袭击发生的瞬间，他以闪电般的速度奔下楼梯、冲出大厦，之后在一片废墟中停留了几个小时。当约翰终于意识到自己刚刚从一个可怕的恐怖袭击中得以生还时，他开始在废墟中寻找其他的幸存者。他感受到周边充斥着死亡的气息，他绝望地大喊着，试图在遍地残骸中寻找幸存的生命。

约翰的好几个同事在那天丧失了生命。几个月过去了，他仍然恐惧黑暗，噩梦缠身，常常满头大汗地从梦中颤抖着惊醒。之后的几年里他一直不敢坐飞机。他的情绪变得十分脆弱，容易崩溃，身体也动不动因为细微的声音或与那天相关的图像或记忆陷入紧绷状态。后来，约翰不得已接受长达几年的治疗来帮助克服他的焦虑、创伤和巨大的恐惧。

恐惧自出生伊始便伴随着我们，这是一个亘古不变的事实。如果没有恐惧，我们会变得冷酷又莽撞。恐惧原本是自我防御的主要机制，但也能变成我们的敌人，扰乱我们对生活的感受。铁托·利维奥（Tito Livio）对此评论道："恐惧使人看到的总比实际情况要可怕得多。"

心怀恐惧的人会觉得周围的世界对自己充满敌意，草木皆兵，风声鹤唳。不要忘了巨大的挑战往往带有不确定性，因为没有什么伟大事物不是伴随着一点恐惧开始的。

我们要做的不是消除恐惧，而是承认它的存在，然后学会以正确的方式应对。

恐惧对我们的内心平衡和生存而言至关重要。我们应对这种情绪的方式将我们定义为人。人需要对某种事物存有恐惧心理，以确保我们不会无所顾忌、肆意而为。任何人都会害怕，勇士和成功者也不例外。区别在于，他们懂得管理自己的恐惧情绪。

焦虑能对人体产生可怕的影响，任何遭受焦虑或惊恐侵袭的人都会活在可怕的情境里。在陷入焦虑的那些瞬间里，尽管人们意识到自己并不会死于心梗，但大脑却并不能清晰地区分虚幻和现实。焦虑的特征便是恐惧——模糊的、漫长的恐惧，使人没有缘由地滋生出焦虑并引起情绪崩溃。

勇敢不是不恐惧，而是尽管恐惧，但仍然能够继续前进。

情绪管理是我们实现自我平衡的基础。有时候恐惧过于强烈，以至引发我们精神上的"政变"，它夺取了我们大脑的控制权、操纵了我们的行为。在这种情况下，人体的激素水平被改变，人会变得十分脆弱，任何外部刺激都可能导致过激反应。正是在这一生态系统中产生了病理意义上的焦虑和恐惧，导致了我们心理的崩溃和阻碍了我们的正常生活。

大脑面对恐惧是如何反应的？焦虑时人体机制是怎样运作的？

大脑中的杏仁核是恐惧的控制中心，它的体积很小，但对我们的生活和行为来说至关重要。最新研究显示，杏仁核从孕后期的胎儿阶段便开始活跃。它具有储存情绪记忆和根据情绪做出反应的强大能力，能够处理与情绪相关的信息并通过引发恐惧或焦虑反应，向大脑和人体警示危险。大脑的海马体这一记忆和学习的关键区域则以记忆的方式整理和存储威胁或创伤性事件的信息。

我亲身经历的案例

我在医学专业读一年级时，考试周期间，我们很多人都跑到马德里自治大学的图书馆学习，因为那里通宵开放，并且有良好的学习氛围。第二天，也就是6月13日，我有一场医学物理的考试。我之所以记得那个日期是因为那天是我的命名日，并且我打算考完试下午去庆祝。

我当时和两个工程学专业的朋友一起学习，大约凌晨0点45分我离开了图书馆，准备驾车回马德里市中心。

　　我当时在一条双车道的公路上行驶，街边的路灯清晰明亮。我的车速并不是很快，但是突然间我瞥见路口蹿出一辆车，直冲我而来。几米的距离外，车前灯的光狠狠地刺进了我的视网膜。我狂打方向盘，避开了它，我的心脏狂跳，浑身颤抖。我把车停在几米外的路肩上，不受控制地哭了起来。突然我听到一声可怕尖锐的碰撞声，我向后方看去，但什么都没看到。

　　我惊魂未定地回到了家，叫醒了我的父母，我的泪水止不住地往下流。我打开了收音机，试图缓解仍在占据我大脑的恐惧情绪。几分钟之后，我听到新闻报道："科尔梅纳尔公路发生车祸，自杀式袭击者与两辆车发生碰撞，共计4人死亡。"那个夜晚深深地印在了我的脑海里。

　　之后我一分钟都没有睡着。第二天上午的考试简直是一场灾难，下午我拜访了几个朋友和亲人，但仍是惊魂未定。甚至几周之后，每当听到街上的刹车声或比寻常声音大一点的摩托车声，我的整个身体就会感到不适，心跳加速，浑身颤抖，焦虑滋生。我花了几个月的时间克服这一切，那段时间里我没办法面对汽车，会避开某些路段。如今这件事已经彻底过去了，但是那个事件对我理解恐惧或焦虑引发的崩溃产生了很大的帮助。

　　我再举一个例子。

布兰卡的案例

一天晚上，布兰卡来到地下停车场取车。她通常乘坐公共汽车，但那天上班之前她处理了几件不得不做的事，于是把车停在了附近的停车场。停车场里光线暗淡、空荡荡的，没有保安。布兰卡到达停车场的时候非常疲惫，她度过了艰难的一天，各种麻烦使她精疲力尽。

当她匆匆到达自动收费处的时候，突然听到响动，一个面色不善的人正在靠近她。那一刻布兰卡想起了几年之前的一幕，她在巴西工作的时候曾在夜晚遭遇抢劫。布兰卡的心脏狂跳起来，开始冒冷汗，脑子像一团乱麻难以思考。"要是待在车里就好了。"她想。附近没有任何人，恐惧一瞬间淹没了她。

那一刻布兰卡的大脑发生了怎样的变化？大脑的杏仁核使她陷入警觉状态，因为在她的记忆中，夜晚的停车场是危险的，向她靠近的那个男人也是。她大脑里的海马体存储着她在巴西的惊魂遭遇的记忆。除了这些记忆，她还产生了其他想法："我不会再来这里停车了""我再也不会晚上来取车了"或"如果我不得不来取车，我一定找人陪我"。回忆、恐惧、生理反应，所有这些掺杂在一起；海马体和杏仁核是记忆管理和恐惧发作的关键二项式。

在大多数情况下，恐惧发作是一种习得反应，与我们自己或他人之前的经历相结合。也就是说，我们的大脑将这些经历标记为"可怕",一旦感知到与过往经历相似的情况,大脑会迅速激活人体的整个警报系统。这些可怕的情况可能来自过往的创伤事件,或者我们没有正确处理或应对的事件。

当我们的大脑把整个现实都认定为威胁时,则是因为人体警报系统反应过度了。这时候我们可能陷入了广泛性焦虑症,需要进行综合治疗,但总的来说预后反应良好;或者我们会陷入创伤后压力综合征,也就是恶劣事件给我们留下了创伤。面对简单的刺激,我们的大脑也会再现创伤事件发生时的场景,使身体产生强烈的失衡反应,比如休克。

高情感含量的记忆

有些事件或者记忆具有高情感含量，这使得场景重现时，人们的神经波动会过于强烈，体内的皮质醇和肾上腺激素随之升高，整个人体都会受到影响，出现颤抖、心跳加速、出汗、呼吸急促等情况。

大脑的杏仁核受到损伤会引发严重的问题，影响人们对危险的监测和预警。

丹尼尔·戈尔曼（Daniel Goleman）在一本关于情商的著作中提出了"杏仁核劫持"这一概念。杏仁核劫持指的是突然出现的、夸张的情绪反应。

当人们受到刺激后，身体表现出夸张式的、爆发性的反应。这并非由于大脑出现了问题，而是因为过去的某件高情感含量的事件曾使人陷入崩溃。因此当下的情景间接导致之前的经历重现时，人们就会丧失清晰地决策或思考的能力。呈现这种反应的人会被自己的情绪控制。

想必我们都认识有过这种经历的人，他们脾气火暴——小小的刺激就能点燃他们情绪的炸药桶。有人认为他们"没有教养"，有人形容他们"嘴上没有把门的",有人觉得他们"脑子缺根筋"……解决办法?当然有,这些人要学会管理情绪,必须先弄清楚那些导致他们产生强烈反应的缘由。

吉列尔莫的案例

吉列尔莫三年前和劳拉结了婚。他们是在亚特兰大的一次医学研讨会上认识的,吉列尔莫在实验室工作,劳拉则是心脏病医生。劳拉当时的男友是同一家医院的另一位医生,她一般都是和他一起参加医学研讨会,但那次她的男友没能陪她。

吉列尔莫之前和劳拉有过几次工作上的接触。他认为劳拉是一个充满魅力的女人,他喜欢和她待在一起。他知道劳拉已经有男友了,因此一直和劳拉保持距离。那次研讨会期间,吉列尔莫感受到劳拉有所变化,她变得更加亲切和善,想和他共处更多的时光。吉列尔莫十分紧张,不知道该怎么办,但一天晚上,在几杯酒下肚后,他们在劳拉的房间里发生了性关系。

吉列尔莫十分慌乱,想知道劳拉作何想法,她的男友又该怎么办……问题太多了。吉列尔莫被激烈的情绪和烦躁折磨着,迫切需要解决他情感上的两难处境。劳拉向他解释说,自己和男友的关系已经破裂了,回去后她便会提出分手。她也确实如此做了。几个月后吉列尔莫和劳拉正式确立了关系,但是吉列尔莫十分敏感多疑,他不允许劳拉再单独参加研讨会议。只要有人试图接近劳拉或以工作名义邀请她吃晚饭,吉列尔莫总会反应激烈、难以控制情绪。他的理由总是："你既然和我这样做了，也会和别人做同样的事……"

在这件事上，吉列尔莫遭遇了"杏仁核劫持"。

"杏仁核劫持"的典型反应过程为：刺激→瞬间爆发的失衡反应→不能正确应对现实→情绪瘫痪、崩溃/强进攻性或失去理智→后悔或道歉（这是最好的情况）。

如何应对"杏仁核劫持"

我们已经看到了"杏仁核劫持"这一过程是如何运作的，现在我们来寻找解决措施。想象我们现在是"头脑电工"，面对的问题是大脑短路。让我们看看以下几个解决方案。

1. 分析

是什么刺激引发了你的反应？这种情况下自我认知是关键。不要害怕，你要慢慢接近一切的起因。是一个人、一张脸、一个情景还是你感受到了某种威胁……你可能是看到了血，或者一场充满争议的谈话，或者脑海中的某个念头，或者你身边某个人的行为，抑或你满心期待的事情遭到了拒绝……原因并不重要，但是你有必要了解它。

2. 你的身体发生了怎样的变化？

你会发现"杏仁核劫持"伴随着生理上的症状。你要尝试观察自己的情绪爆发前的身体状况和这一过程中的表现出来的生理特征，比如心跳加速、血压升高、体温升高等。

3. 观察生活中你仰慕的人

你可以观察在类似的情景下他们是怎么应对的，在沮丧或愤怒面前他们最糟糕的状态是怎样的。在艰难时刻有可供参考的榜样可以对你起到很大的帮助作用。

4. 切断这个爆炸反应

有时候我们的反应已经形成了完备的体系，我们很难对其加以控制，但我们意识到这一点已经是一个进步了。如果你能够意识到并瞬间制止接下来即将发生的一连串反应，哪怕只有几秒，你也已经胜利了。在这段时间里，试着深呼吸，向大脑发送一个积极的信息，比如"你可以的"和"加油"。大脑需要一到两分钟来消除负面的情绪状态，因此，任何胜利都使我们离最后的成功更近一步，无论这个胜利有多小。

5. 请求原谅

处于失控状态的人可能会做出不当的行为或者发表与自己真实所想不符的言论，绝大多数人都在冷静下来后对自己的言行追悔莫及。如果你伤害了别人，你要做出必要的让步，请求对方原谅，并尽力修复可能造成的伤害。你也要原谅自己，因为或许你会把这种失控视为另一种失败，沉溺在罪恶感里会对你产生消极影响。你要想办法在下一次战胜这种失控，有必要的话你可以求助外力。

古斯塔沃的案例

古斯塔沃来到了我的心理咨询室，因为两天前，当他在伦敦参加完会议准备返回西班牙时，一登上飞机便觉得胸闷气短，并感到自己失去了对身体的控制。他尝试在飞机上完成一些放松的动作，与此同时一位空乘给他端来一杯椴树花茶，尝试使他平静下来。

古斯塔沃感到痛苦难忍，迫切地想不计一切代价离开飞机。尽管如此，他还是在两个小时极端痛苦的飞行中忍受了下来。飞机落地之后，强烈的恶心和不适迫使他寻求了紧急医疗服务，医疗人员诊断他为急性焦虑发作（又称惊恐发作），他需要寻求心理医生的帮助并服用药物。

在咨询中，古斯塔沃告诉我他不知道自己会出现那样的情况。他承认自己确实压力很大，但他之前从未经历过类似的事，古斯塔沃把它描述为自己生命中最糟糕的瞬间。他还告诉我这一年以来他几乎每天都在各地辗转出差，不是在路上就是在开会，他几乎没时间见他的妻子。由于时差问题，他每天的睡眠时间非常有限，这些使他越来越紧张易怒，并且开始出现失忆的症状。他偶尔还会出现手指或双手麻木、心跳过速、胸闷气短的症状。古斯塔沃对他在飞机上发生的事十分在意，他不想再有类似的经历。

我向古斯塔沃解释说，他遭受的压力过大，长期保持警觉状态使他的生理系统紊乱，为了应对越来越糟糕的身体状态，他体内的皮质醇水平迅速升高。他的大脑现在非常脆弱，如果他持续目前的生活状态，很可能会再次惊恐发作。我坚持认为他现在应该降低自己疯狂的工作节奏，首先要做的是修复睡眠能力。

为了避免古斯塔沃在飞机上的遭遇再次发生，我还教了他几个方法。登机之前，他可以试着通过一系列积极的自我暗示和呼吸技巧让自己放松下来。此外，为了以防万一，他还应当随身携带见效迅速的急救药品。

很多人仅仅需要确保身边有药，哪怕不服用，也能够帮助他们克服惊恐发作。他们相信药物会在最后一刻帮助他们克服不适，所以服药的时间一拖再拖，最终不需要药物的辅助他们也能够恢复如常。我给古斯塔沃开的药物能够帮助他慢慢消解大脑中积聚的压力。

在心理治疗中，我深入研究了古斯塔沃焦虑的来源：他的精神长期紧绷，没有时间放松。他的工作不允许出错，工作间隙缺少休息、饮食不当，这些都导致他的大脑崩溃，最终引发惊恐发作。有时候我会把惊恐发作称为"大脑发烧"，正如发烧是身体出现问题的信号，惊恐或焦虑发作是大脑出现问题的信号，最终会导致人们情绪崩溃。在治疗中我引导古斯塔沃学会放松，冷静处事，学会舍弃，让他的老板看到他在工作中需要帮助并将自己的部分责任转交给他人，所有这些都可以帮助他减轻过于沉重的工作负担。

　　渐渐地，古斯塔沃开始有所好转。一开始他仍然害怕飞行，但我没有执着于这一点，因为这是次要的。等到他感觉越来越良好，我们才提到了这件事。慢慢地，他开始尝试进行一个小时左右或一个半小时的短途飞行，通过积极的自我暗示、随身携带急救药物、掌握放松和调整呼吸的技巧做了万全的准备。这些技巧和随身携带的药物给他带来了安全感，在一年的治疗中他只服用过两次药物。一年后，古斯塔沃的情况得到了极大的改善，现在乘坐飞机对他而言不再困难，他的身体状况也渐渐恢复稳定。

　　如果一个人的精神长期保持紧绷，会产生比真实情况更加糟糕的认知，将内心的忧虑外化为现实的威胁，大脑在应对时会产生混淆。

　　闭上眼睛，将你的感觉专注于身体的每一个感官，平缓地呼气和吸气，这是调节大脑的副交感神经系统功能最有效的方法之一。这么做可以调节你的内在平衡，激活维持人体平静状态的器官（唾液腺、胃、胰腺或膀胱），并抑制刺激人体进入紧张或应急状态的器官（虹膜，心脏或肺）。

　　如果一个人能够专注于呼吸、专注于当下，摒弃任何将他引向过去或将来的思绪。慢慢地，每一次呼吸都会让他更加放松，帮助他找回失去的平静和信心。

对抗恐惧和焦虑有一些简单的诀窍：

——学会承认它们。你要意识到它们，不要否认，也不要隐藏。所有被压抑的情绪都会从你的"后门"重新返回，成为创伤和生理、心理痛苦的源头。

——感受到恐惧并主动出击才能战胜恐惧。你要改变自己才能战胜恐惧。

——不要害怕回到源头。你要厘清自己缺乏安全感的缘由，但要采取正规的心理治疗方法。

——尝试理解你的恐惧，这样可以更好地面对和克服它们。你一旦做到了了解它们，便知晓了如何应对，由此可以减缓恐惧。

——恐惧会永远存在，要学会积极应对，在恐惧的风暴中找寻出口。你不要忘了，恐惧是个说谎精，它总会将现实伪造成更糟糕的样子。

——相信自己，积极的自我认知能够激发大脑的最佳状态。你要相信自己、想象自己已经达成你所渴望的目标，这能够激发你的创造力、解决问题的能力和更加热情地拥抱生活的能力。

——提高注意力。我将在第5章讲解上行网状活化系统时深入探讨这一点。当一个人无法正确集中注意力时，他的恐惧、焦虑会加剧。

——教化内心的声音。你内心的声音的作用应当是激励你，而不是让你衰颓的。要避免那些重新使你陷入焦虑或加深恐惧的负面想法。

——注意饮食。举个例子，低血糖会使人产生严重不适，激发你的恐慌。为了健康，你应该尽量减少摄入咖啡因和酒精。

——注意休息。睡眠不足会使我们变得更加脆弱，对实际情况产生更糟糕的判断。

人们最终会变成自己想象中的模样（和自己所爱的模样，但这里我们只关注前者）。恐惧是不可避免的，但恐惧所造成的痛苦却是可以规避的。让我们学会享受生活，满怀憧憬，展望未来，以积极平和的心态活在当下，恐惧将会被克服。

第 5 章

活在当下

一项至关重要的发现

　　幸福不在于我们经历了什么，而在于我们如何理解这些经历，在于我们理解现实的方式，这种理解能力是获得幸福的关键。因此，我们此刻要谈的是选择能力，选择幸福而非不幸。这本书从一开始便在讲述深切的痛苦、创伤、折磨和悲惨遭遇。然而我们并不是要否认现实世界，之后我们会讲到如何容忍挫败，尽可能去享受生活，无论现实有多糟糕。

　　你面对的现实取决于你感知它的方式。

　　我明白这听起来很令人吃惊，可能你的内心会有千言万语跳出来反对："我已经尽力了""我的生活十分艰难""受形势所迫""我的童年糟透了""说起来容易，做起来太难了"……可如果你拒绝抓住生活中积极的点滴，尽管可能很微小，你便选择了在这场生命最重要的战役中任由自己被打败。

　　幸福不是快乐、愉悦和积极情绪的总和。幸福的内涵更加丰富，克服伤痛和困难后仍能保持成长也是一种幸福。幸福是尽管痛苦无可避免，尽管困难总会或多或少地存在，你仍然能够快意人生。

　　如果一味地否认或逃避痛苦，我们的大脑会丧失面对和克服它们的能力。这并不是说我们必须跳下"泥潭"，试图与遇到的每一种痛苦做斗争，而是指我们要学会处理这些糟糕的时刻。我见到过很多人不懂得处理冲突和负面情绪，他们总会有意无意地选择逃避。这很危险，因为长久地逃避负面事物会让你的生命缺失一部分，导致很多时候你对身边其他人的痛苦难以感同身受。在之前的章节中我讲过同情的重要性，对他人的痛苦感同身受也能够帮助我们自己脱离泥沼，勇敢向前。

不要忘了，我们常犯的一个严重错误就是渴求过多的幸福或乌托邦式的、永恒的快乐和愉悦，这会导致人们因为永不满足而感到挫败。强烈的渴求是幸福吗？看起来像，但是幸福分两种，一种是短暂的愉悦，比如一种美食、一场朋友聚会、一场旅行……另一种幸福更具有结构性，依存在我们生命中至关重要的支柱上——家庭、婚姻、工作、文化、朋友……短暂而愉悦的幸福就像转瞬即逝的火花，结构性的幸福则只有在平衡的生活中才追寻得到。

我会更切实地分享几个想法，或许很多人已经读过甚至有过相关的经历。

我在与父亲共同生活的三十多年中学到了很多，我也读过大量的书籍、文章和研究论文。特别是，我还陪伴很多人度过了那些对他们而言最艰难的时刻和事后创伤一次次卷土重来的过程，并在此过程中观察着他们的内心。我把所有这些糅合在一起呈现给你，希望接下来的内容能够对你的生活或者对你身边的其他人有所帮助。

你在生命中会面对怎样的现实取决于你在特定情境下做出怎样的反应，也就是说，这取决于你面对外部刺激做出的行为。在这里我想传达的重要一点是：

所有的情绪都源于内心的想法。

大脑是制造情绪的工厂，而你的感觉是情绪引起的生理反应。没有大脑就没有情绪。在大脑损伤、中风、先天畸形等情况下，大脑的相关区域可能受到影响，使人失去感知能力。如果该区域失活或损伤，一个人可能丧失在极端情况下的敏感性，甚至被烧伤都毫无反应。

近年来，科学家通过对因脑梗丧失语言能力人群的研究，发现了大脑中负责该功能的区域。这也是大脑映射理论的起源。现在，我们已经拥有能够实时监测大脑活动的设备，允许我们直接观察当人们进行某种活动或受到某种刺激时，大脑的特定区域是如何反应和变化的。其中一项技术是功能性核磁共振成像，在临床医学和研究方面都有所运用。通过这项技术，我们能检测人体在不同时刻血液流动的分布变化，由此可以在不需要开颅或手术的情况下，更深入、全面地认识大脑和神经系统。这种先进的神经影像学技术使我们能够观察特定的想法、刺激、焦虑或者压力状态是如何对我们的大脑产生影响的。

我们的每个想法都会导致心理和生理上的变化，我在这本书中反复提到了这个观点。因为如果你饱受痛苦的折磨，失去了对自我的控制，想要更好地认识自己，明白这一点会对你有很大的帮助。

我们在成长的过程中会得到很多被别人强加的甚至自己也认同的一些评价，比如，"我很冲动""我向来如此""我父亲曾经也是这样""我很紧张""我讨厌人群""我害怕坐飞机"……这些对你的"审判"就像精神的篱笆，阻碍你在这些领域的自由发展。我称之为"审判"是因为它们对你有接近毁灭性的影响，就像从天而降的惩罚。

有害的情绪都源于我们或多或少有所意识的想法，而想法是可以被引导或纠正的。如果你想要成为一个幸福、平和、完整的人，就需要对自己的思考方式加以训练，这会让你收获足够惊喜的结果。

思考方式的变化会决定你眼中现实的变化。

你需要深入地反思你对自己的认知，以及在你被悲伤、焦虑淹没的黑暗时刻涌现在你的脑海里的那些想法。之所以会出现那种有害的情绪，是因为某些东西"刺进"了你的大脑，满怀恶意地发起了攻击。

这并不容易。心理学中有个概念为"自动化"，指的是人们面对某种刺激或想法时无意识做出的反应，因为一直以来他们都是这样做的。人们想要脱离长期形成的习惯性反应是十分困难的。一个人想要纠正有害的思想或调整自己的信念系统，即处理信息的方式，需要先关注自己思想的局限性或者障碍。

信念系统本身并无不妥，事实上很多情况下它可以发挥积极的作用。比如，如果每次看到太阳升起，你都会感到高兴，会觉得今天将是不错的一天。这是因为太阳向你传递了能量，你的信念系统正在帮助你；但是相反，如果你看到乌云密布，甚至大雨将倾，你就觉得"今天会糟糕透了"，这时你的信念系统则在束缚你。

信念系统可以作用在外在事件上，也可能作用在内在的想法和情绪上。如果你去参加一个朋友聚会，有什么让你心生不悦，或让你感到不自在、不舒服，可能是因为那儿的什么东西让你无意识地想起了之前的糟糕经历——食物、某个人、大家座位的分布、某种气味……

我们能够训练大脑，规范情绪。比如，设想骑自行车。当你第一次骑自行车时，往往会使用后置的辅助轮来避免摔倒。慢慢地你不再害怕，变得敢提速、下坡，甚至单手骑车。终于有一天，你取下了辅助轮，挣扎着保持平衡。你以为你做不到，以为自己会摔倒，或许这确实会发生，但是，突然之间，你做到了，你学会了骑自行车。或许几个月甚至几年之后，你再一次骑上自行车，仍然安然无恙；你不需要再从装上辅助轮开始学习骑车，因为你的大脑和你的平衡系统已经知道该怎么做了。

训练想法与之类似。从逻辑上来说，这并不是一个简单的过程，但是训练大脑能够对我们感知现实的方式产生超乎寻常的作用。如果你每次准备骑自行车、开车或者滑雪时，想到的只是之前摔倒、出事故或受到伤害的情形，你会因为心理上的畏惧而避免这些活动。当这些想法成为你逃避做某事的借口时，它们就会从想法变成了限制你的事实。随着时间的流逝，你的大脑不断建立这种"自动化"，最终导致你面对挑战或困难时陷入毫无意义的崩溃。

因此做决定十分重要！你要学习掌控自己，而不是把过错推给其他人，那些你身边糟糕的人或者社会环境、经济环境……

不要把自己变成受害者；你要尝试成为生活的主角。

下面的图式能够帮助你理解自己当下的行为和感觉方式。

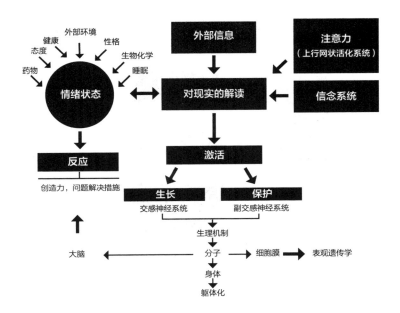

接收到外部信号后，我们的反应和对现实的解读取决于三个
因素：

　　——信念系统；

　　——情绪状态；

　　——注意力和对现实的解读。

我们在对现实做出解读后，人体会通过交感神经系统或者副
交感神经系统做出警示性或保护性的反应，以此影响我们的精神
和身体。

现在让我们从下图中的信念系统开始详细地逐个分析。

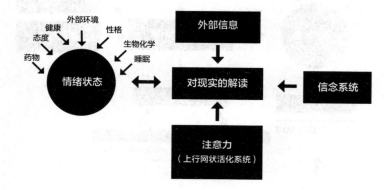

信念系统

　　信念系统是由什么构成的？你的信念系统基于一系列的预先想法，包括你看待生命和周边世界的方式以及你对自己的认知，无论是你自己得出的结论，还是从小到大别人不停向你灌输的"我就是这样的人""我冥顽不灵""我讨厌人群""我害怕飞行""我不适合运动"等。

　　这些信念是我们对生活方方面面的看法，和我们解读世界的方式紧密相关，可能是有意识的，我们察觉得到的；也可能是无意识的，因为我们生来如此。

　　信念系统包括各种价值观，这些价值观调节我们的感觉、行为和反应方式。信念在我们的一生中慢慢形成，塑造出每个人特有的、个性化的感知生活的视角。有的青少年会很早开始抽烟喝酒，因为这样让他们感到自己"更成熟"。当然还有其他因素会促使人开始抽烟喝酒，但非常普遍的一个原因是人们缺乏安全感，抽烟喝酒会让他们感到自己更加容易被环境所接受。尽管他们知道这些有害健康，但面对烟酒时这种无意识的信念还是会驱使他们将危险抛之脑后。

　　为什么要重视这一点？

　　信念系统能让我们对生活提前做好准备，它对我们形成了强大的影响力，默默地为我们的各种行为做出解释。信念系统是扎根在我们大脑深处的正义，无可置疑，而且有着决定性的作用，因为我们对现实的解读和面对现实做出的反应正是基于信念系统形成的。信念无处不在，它存在于我们对整个世界、对他人、对我们自己、对概念和意识形态等的认知中。

　　当一切都不尽如人意，或者生活处处充满痛苦，让我们从根本上感到难以忍受时，我们首先应当分析自己的信念系统和世界观是如何构成的。或许我们会惊讶于我们的信念正在禁锢自己的内在生长。不要害怕去质疑禁锢你的东西，因为也许你可以因此而改善自己感知现实的方式，从而打磨出最理想的人生版本。

　　有些信念会严重阻碍我们达成目标或面对挑战的能力，因为它们会引起安全感缺乏和恐惧心理，从而使我们的大脑陷入崩溃。

情绪状态

　　我们整本书都在谈论幸福，幸福不是取决于现实本身，而是取决于你如何解读现实。在这里，情绪状态发挥着至关重要的作用。一个常见的例子：你喜爱的球队刚刚赢得了联赛冠军，你感到非常开心。第二天你遇到了和你喜欢同一支队伍的老板，尽管平时你们的关系很糟糕，但那天他看起来也没有那么不顺眼了，甚至你们还会开展一段幽默亲切的对话。如果与之相反，你喜爱的球队输了，而你的兄弟，也是对手球队的球迷给你打电话，想对这场比赛加以评论，或许你甚至不愿意接他的电话，而是关掉手机，不吃晚饭就直接闷头睡觉。

　　我们的情绪状态是由什么决定的？

　　调节和改变情绪状态的因素有很多。为了避免篇幅过于冗长，我简单地阐述几点。

1. 药物和酒精的摄入

　　这些物质的摄入会严重影响大脑的健康，其主要后果之一就是导致我们对感觉和刺激的接受产生严重紊乱。我们都见过有人在摄入酒精之后变得更加敏感、脆弱，此时需要时刻关注他们的言行举止。频繁地摄入药物和酒精或者对它们上瘾会严重影响我们的情绪状态和我们对现实的解读。

2. 生物化学或遗传

有些人由于遗传因素或得过严重的心理疾病，如双相情感障碍、复发性抑郁、慢性焦虑等，他们比常人更容易陷入崩溃。激素水平同样会对我们产生影响，比如女性的经前心境恶劣障碍、产后抑郁等。如果一个人的家族中有多位成员患有抑郁症，那么有可能他面对重大事件时更易表现出脆弱、敏感的情绪状态。

3. 生理健康和外部环境

如果我们正处于事业上的艰难时刻或者正在遭受强烈的生理痛苦，我们感知现实的方式也会受到影响，因为我们的情绪状态在此刻更加敏感、脆弱。当我们疾病缠身或者处于生命中的艰难时刻，要意识到自己现在的想法并不是完全客观的，明白这一点能够帮助减缓我们的痛苦。

4. 人格类型

这一部分我们从严重的人格障碍开始讲起，边缘性人格障碍、回避型人格障碍、类精神分裂型人格异常等疾病能够对一个人的精神状态产生深刻的影响。比如，患有边缘性人格障碍的青少年往往会表现出冲动、情绪不稳定、对被抛弃的强烈恐惧、自我伤害、对挫折的低容忍度等，他们的情绪起伏变化激烈，难以保持理智，解读现实的态度极端。他们对周边环境长久地保持敌意，常常在愤怒和侵略性的支配下做出反应。另一种常见的人格障碍是高度敏感型人格（PAS），《精神障碍诊断与统计手册（第五版）》（DSM-5）对此并没有描述，但这种障碍确实存在，并且能够对患者产生严重的影响。

埃内斯托的案例

埃内斯托是由于焦虑来找我咨询的。他的症状始于大学时期，由考试引发，但现在常常出现在各种场合和时机。他还补充说自己患有抑郁症，并这样描述道："有时候我待在一个地方，不知怎么了，会突然强烈地想离开，我变得很紧张，感受不到丝毫的乐趣。"

埃内斯托拥有几家男装店，和他的妻子一起打理经营。他们有两个孩子。他认为自己很容易陷入悲伤，他承认自己的情绪经常大起大落，却讲不清缘由。我要求他在第一次咨询之后，开始关注和记录自己最糟糕的时刻，尝试分析背后的原因。当再一次来到我的咨询室时，埃内斯托说道："你肯定会觉得我糟糕透了。"

我不禁微笑起来。这句话我常在咨询中听到，每当患者要讲述某种奇怪的癖好或想法，并为此感到羞愧时，他们总会这么说。埃内斯托解释说，多年来他意识到空间的装饰和人们的穿着会对他产生强烈的影响。他详细地描述了有一天在岳父的家中看到墙面有墙皮剥落，瞬间他感到"我必须离开这里""我受不了了"。他说如果一个地方不够整洁，就会释放出让他崩溃的信息，别人的穿着、噪声或气味亦是如此。他说："我需要人们注重细节、举止得当，否则我宁愿不待在那些地方，这让我难以忍受。"他还提到，如果他和妻子外出吃晚餐，而他不喜欢妻子的鞋子或穿着时，就会变得冷漠、难以亲近，只想早点回家。

埃内斯托说自己很容易被尖锐的声音或突兀的刺激吓到。我发现埃内斯托的内心住着一个从头到尾都十分敏感的人，他正是一个高度敏感型人格（PAS）的患者。

高度敏感型人格（PAS）

你是否过于在乎他人？是否一直以来都追求安宁和平静？是否嘈杂的地方会让你心烦意乱？是否与身边其他人相比，你本能地对现实有更深刻的感悟？

这是高度敏感型人格的一些特征。高度敏感的人的神经系统会比常人敏感，能更加敏锐地察觉到生活环境的细节和改变。过度的刺激会对他们产生强烈的干扰。或许这种人格在历史长河中一直存在着，只是直到近些年人们才开始认识和研究它。又或许是因为在刺激过剩的当代社会，部分人的感觉能够轻易地达到饱和，使高度敏感型人格变得越发常见。

这种人的直觉十分敏锐，但是如果他们不能很好地控制情绪，或者没有意识到自己具有高度敏感型人格，很可能会被沉重的负担压垮而陷入崩溃。

高度敏感型人格更详细的表现如下：

——情绪强烈。

——能敏锐地捕捉细微的现实。观察能力强，关注房间、衣物、艺术、气候或他人情绪的细微之处。

——在过度刺激面前更易感到疲惫不堪。

——拥有强大的共情能力，能够设身处地为他人着想。容易感动。

——很多高度敏感型人格常表现出害羞的特征。

——面对挑战或其他情况时，会衡量更多、更加谨慎。做决定或参与计划时需要更多的安全感，因此会事先要求更多的数据，经过缜密分析后才会做出决定。

——处理信息更加细致、深入，常常是完美主义者，因为十分注重细节。

——对他人的批评更加敏感；难以接受他人的负面评价。

——能更加敏锐地捕捉细节、声音、气味、温度……

——男性和女性群体中都存在高度敏感型人格的人，更常见于女性。但近年来，男性案例不断增长，并且很多情况下他们对这种敏感无所适从。

——由于他们对内部世界和外部世界表现得更加敏感、脆弱，越来越多的高度敏感型人格会发展成焦虑或抑郁。

高度敏感型人格的人必须学会适应，认识到自己的局限，了解容易导致自己崩溃的人或环境。如果子女具有高度敏感型人格，父母必须学会正确地对待他们，不需要过度保护，但需要理解他们在某些情况下的过度反应。

5. 睡眠

这一部分内容需要引起大家的特别关注。因为我们生命中三分之一的时间都在或者说应当在摩尔普斯（希腊神话中的梦神）的怀中度过。睡眠对我们有着重要的意义，需要我们加以关注。

所有人都曾有过一夜辗转难眠的经历，或是无法入睡，或是几番惊醒，无论哪种情况都会让人在清晨起床时感到精疲力尽。睡眠不足会导致我们的大脑无法正常运行，引发记忆力和学习能力衰退、注意力不集中、认知能力出错等。睡眠不足会让我们变得更加脆弱、暴躁，不能对外部刺激做出恰当的反应。

睡眠不足甚至会影响我们的免疫系统：副交感神经系统负责休养生息以及淋巴细胞的生产和恢复，睡眠不足会严重影响和削弱其功能。

做噩梦、多次惊醒、睡眠浅或感觉休息不充分是人们求医问诊的常见原因，无论是对普通医生还是精神病或心理医生。有时候我们会需要药物辅助，但是长期使用药物会对大脑造成损伤，目前一些初步的纵向研究已经开始关注滥用催眠药物的后果。苯二氮䓬类药物——普唑仑片、劳拉西泮、地西泮及相关的衍生物药物能够促进睡眠，药效显著，但是长期使用会导致耐药性、滥用成瘾和依赖性。很多情况下，停药成为一大难题。

睡眠至关重要，因为它是大脑部分区域恢复更新的基础。特别是海马体，这一区域掌管我们的记忆力和学习能力，并且能够调节恐惧水平。对学生来说，依赖咖啡因的力量挑灯夜战的做法并不可取，或许第二天你能通过考试，但是你的大脑并不能巩固你夜间学习的内容，你只是凭借短期记忆蒙混过关而已。

睡眠的过程同样也是储存情绪的过程，无论是感激还是愤怒，因此入睡前保持积极的想法十分重要。

为什么咖啡会提神？

我们进行的任何活动，包括工作、学习、训练、运动、移动等都需要能量。身体的能量是什么？我们称之为ATP——腺嘌呤核苷三磷酸（简称三磷酸腺苷）。这种分子主要源于我们摄入的食物，每一个细胞都以此为养分。当我们运动、工作、学习、思考的时候，我们的身体会消耗ATP来维持自身运作。

ATP分子被消耗后会一分为二：形成一个磷酸钙分子和一个腺苷分子。腺苷分子能够促进睡眠，对人体的休息十分重要。大脑中有专门针对腺苷的受体，如果这种分子含量升高，人体会感到困乏，从而陷入深度睡眠。人体非常有智慧，它运用这一系统使人在耗费力气、锻炼、学习等之后产生疲惫感，从而促进睡眠。作用于人体休息过程的还有其他分子，但是高含量的腺苷对睡眠有强大的影响，可以帮助我们更好地休息。

咖啡有什么作用？这里我们就不得不提到著名的咖啡因了，这是一种抑制睡眠的分子的代称，1819年由德国化学家弗里德里希·费迪南·龙格首次提取。

　　咖啡因和腺苷的作用十分相似，它是一种非选择性腺苷受体拮抗剂。也就是说，人体摄入的咖啡因会破坏大脑的腺苷受体，这样大脑就不会收到"倦怠"的信号，由此可以在工作或其他活动中保持更长时间的清醒。

　　睡眠不足会对我们的身体和大脑产生负面影响。一般而言，人类每天需要4～5个周期的睡眠，每个周期大约90分钟。

　　你肯定有过这样的经历，半夜醒来感到自己十分清醒，之后重新睡了过去，等早上被闹钟叫醒时，你感到心烦意乱、十分疲惫。为什么？这和睡眠周期有关。

　　人的睡眠周期分为五个阶段：前两个阶段是轻度睡眠，第三和第四阶段是深度睡眠，第五阶段是快速眼动睡眠（REM）阶段，进入这一阶段人们会做梦。之前提到，每一个睡眠周期大概持续90分钟：第一到第四阶段需要70～75分钟，第五阶段最多20分钟。睡眠科学表明，睡眠质量不取决于你在床上度过多长时间，而是取决于你完成的睡眠周期。

　　如果你的睡眠阶段规律的话，有个诀窍可能会对你寻找一个合适的起床时间有帮助。以一个半小时为周期，也就是差不多一个睡眠周期的时间，往上累加，一个半小时、三个小时、四个半小时、六个小时、七个半小时……睡多长时间取决于你是否需要早起、是否有安排、是否时间紧张，或者是否正在学着管理你的睡眠。举个例子：如果你把闹钟调到7点半，发现起床没那么困难，甚至你的大脑很容易就恢复了清醒。但如果你把闹钟调到了8点，尽管你多睡了一会儿，奇怪的是，起床变得困难了。这是因为闹钟响的时候你正处于深度睡眠阶段。

每人的情况不同，其睡眠周期受诸如运动、压力、药物或酒精等因素的影响。我们都知道，有些人每天的睡眠不足5个小时，但是他们仍然能够保持良好的状态。所以每个人都应当研究自己的睡眠周期，以此来调整自己的作息。

睡眠卫生：五个保持好睡眠的建议

——睡前远离电子设备。

上床前远离手机、电子游戏、社交网络等。2014年《英国医学杂志》发布的一项研究中，共有9 846位16~19岁的青少年参与，该研究表明电子屏幕发出的光会干扰正常的睡眠模式。人们睡前使用电子设备的时间越长，睡眠的质量也就越差。原因在于入睡潜伏期（SOL），也就是说入睡需要的时间，而电子屏幕发出的蓝光会抑制睡眠激素——褪黑素的分泌。研究证实这种蓝光能够使褪黑素的分泌减少22%。目前，有些电子设备已经具备了夜间模式，这种模式下屏幕散发的光是经过过滤的，对褪黑素的影响也大幅减小。

——注意情绪刺激。

一场令你不安的谈话，一顿以争吵告终的晚餐，与伴侣之间激烈的争吵……这些都会让你夜间不能安睡。如果你看了一场恐怖电影或得知了让你不安的消息，睡觉前记得让你的大脑刷新一下最后看到或想到的事情。

在睡眠方面每个人的情况都有所不同。有的人甚至能看着激烈的动作片睡着，有的人却可能因为微不可察的刺激一夜难眠。重要的是你要了解自己，承认有些时候你会变得很脆弱。为了保障睡眠质量，你应当更加注意避免影响睡眠的情绪干扰。

——注意闭上眼睛之前脑海中最后的想法。

你不要在睡觉之前反复回想自己担忧的事情，尽量避免回想当天发生的或明天可能发生的糟糕事情，多去想那些让你开心、大笑的积极经历。无论这一天有多么糟糕，你总可以抓住一些积极的点滴。

——作息规律。

睡眠卫生的基础是大脑能够准备好以健康的方式进入睡眠阶段。因此，对新生儿父母的一个建议是在夜间睡觉之前给婴儿设立一种"入睡仪式",这样婴儿的大脑会渐渐形成进入睡眠的习惯。成年人也需要这样的仪式,淋浴、安静地读书、喝点东西、冥想或祈祷、听音乐或看有助睡眠的电视剧……这样的"仪式"能够使你的大脑准备好进入深度睡眠状态。

另外还有一些睡眠注意事项:

你如果习惯在夜间进行大量的运动,需要多加注意。有的人运动过后体内的皮质醇会大量分泌,这能改善一些人的睡眠质量,但也有些人会因此变得兴奋、难以入睡。

丰盛的晚餐和酒精也会影响睡眠,同样注意不要在睡觉前摄入咖啡因或者其他令人兴奋的物质。

此外注意遮光睡眠。很多人在夏天喜欢开着窗户睡觉,清晨第一缕阳光照进窗户时他们便被唤醒。只要你不介意早起,这就不是问题。影响睡眠的光指的是黑暗的房间里某个地方亮着的光,从电视遥控器的指示灯到手机收到的新通知或者走廊上的灯光……尽管可能十分微小、不易察觉,但它们还是会对大脑中褪黑素的分泌产生不利影响,进而影响睡眠质量。

6. 情绪状态取决于态度

对一件事的预先态度决定了我们会做出怎样的反应。比如一场工作面试、约会或者考试……我们面对它们的方式对它们的结果有关键性的影响。有的人习惯"凡事只想最糟糕的情况"，以此来避免空欢喜一场。的确，这样做的话，一个人会因意想不到的结果而惊喜不已；但是，如果有积极的态度指导行为，我们的大脑会迸发出令人惊讶的力量。

态度就是我们决定如何面对生活。既然这是一个决定，我们就可以一直修改它、完善它。

态度是一种强大的情绪激活剂。有时候，处于抑郁状态的人不会对任何一种态度做出反应，但是，只要这个被痛苦和疾病折磨的人愿意尽力而为，尽管十分艰难，他总有可能会慢慢好转。

注意力与上行网状活化系统（SRAA）

真正的发现之旅不在于寻找新的景观，而在于拥有新的眼光。

——马塞尔·普鲁斯特（Marcel Proust）

上行网状活化系统听起来是个糟糕的名字，但它却是大脑中有趣又有意义的组成部分。

每时每刻我们的大脑都在捕捉几百万比特的信息，但是真正能引起我们注意的只有那些我们感兴趣的或者在我们想象中存在过的事物。

由于我们每天生活在大量的刺激之中，SRAA负责过滤和优先选择那些与我们的目的、担忧或者生存相关的信息。因为如果我们的大脑对所有刺激都不加以处理地接收，我们就会陷入崩溃。

当一个孕妇在街上散步的时候，她可能会想"我居住的区域有好多婴儿车啊"，但实际上当地的出生率并没有大幅提高，只是因为她对这个数据变得更加敏感了。如果我们对一件事物感兴趣，我们的大脑会极尽可能在众多接收到的信息中准确地定位到它。当我们寻租房子的时候，突然间我们的大脑会到处看到招租广告。如果我们对一款车感兴趣，我们会在每一个红绿灯路口遇到一辆……可能这些广告和车很久之前就在那儿了，只是你没有发现而已，你的大脑当时正被其他任务占据。

如果你强烈地渴望某件事发生，它就会发生。

这并不是说你想要什么，第二天它就会发生。而是你的渴望给予了你的大脑一个目标或者想象，使得这件事情发生时，你的大脑能随时捕捉到。然而问题是很多人不知道自己想要什么，甚至只是任由自己随波逐流。很多人的生活枯燥乏味的原因十分简单——他们不知道自己想要看到什么发生。

心存鸿鹄之志，行从细处着手。

合理地运用你的想象力。如果你真的对可实现的某事心存渴望，并且强烈地想象，你终将得偿所愿。你需要做的是：让飘忽的心沉淀下来，制订行动计划并切实地执行。计划很关键，你没有计划和短期目标的话，就不可能成事。另外，要发挥你的想象力。从神经科学的角度来看，当你强烈地幻想某事时，大脑会产生神奇的变化，从而引发情绪状态的变化，由此改变神经元寻常的行为表现。

你的生活中发生的一切都是你吸引来的。

关注你真正渴望的东西，调动你的激情去构想计划，无论宏伟或微小，要能使其唤醒你心灵更深层次的内在，这样你会慢慢感受到自己内心的变化。你会收获安全感、信心、愉悦，甚至惊喜，你的大脑也会随之发生变化。长达几日的想象会激活人体内神经元的生成：母细胞到达大脑里海马体这一掌管记忆和学习的区域，转化为神经细胞。我们知道的神经细胞再生的方式少之又少，激情和想象就是其中不可多得的一种。

只要愿意，人人都可以成为自己大脑的雕塑者。 [1]

当意识到可能有好事发生时，你的大脑和身体会随之产生变化。这并非让我们执着于获得一个确切的目标，因为生活并不总是向你希望的方向前进，而是要塑造一种精神状态，促使你实现人生最理想的版本。但要注意，过度执迷于某个目标可能会导致相反的结果，也就是说，这会导致你看不到生命中其他有趣的事物，因为你的目光局限在了非常具体的一点上。因此，在生活中我们要不断地接收"信号"，拓宽视野，逐步修正自己的目标，以此来找寻一条实现自我人生最理想版本的路途。

---

[1] 出自圣地亚哥·拉蒙·卡哈尔（Santiago Ramóny Cajal），西班牙病理学家、组织学家、神经学家。他生于西班牙阿拉贡自治区，1906年诺贝尔生理学或医学奖得主。

——每天早上起床或吃早餐的时候，给这一天设置一个目标。可以是一些无关紧要的事情（和某人聊天、打个电话……），也可以是更为重要的挑战，这样做可以唤醒大脑，帮助我们保持积极的情绪状态。

——想象自己充满激情地完成了挑战，去感受，去品味，去享受，仅仅一些瞬间就足够。但要小心不要沉迷幻想，虚度光阴。

——认真思考如何迈出第一步，制订一个简短的计划。

——加油！你离目标越来越近了！你已经激活了大脑中的上行网状活化系统，你会更加容易取得胜利！

激活大脑很重要。如果我们的精神（上行网状活化系统）没有得到激活，我们就难以发挥潜力。相反，如果我们怀着开放的、乐观的态度和信念，我们就能够理解我们的经历，并赋予其意义。

当代人的一大问题是，我们容易忽略发生在我们身上的事，不容易为任何事情感到惊讶。我们需要重拾好奇心，仔细地观察现实；如果你专注地观察一件事物，很快它就会引起你的兴趣。而这需要你停下脚步、倾听寂静，这里的寂静并不是指没有声音，而是排除外部环境的嘈杂喧闹，平静地专注内在的能力。

如果你带一个孩子去街上散步，你会发现任何事物都可能吸引孩子的注意力。从我家到我小儿子的幼儿园的路程不超过15分钟，当我送他上学的时候需要花费半个小时，而我自己回来只需要不到5分钟。为什么？因为有很多"干扰物"吸引着他的注意力：警车、垃圾车、骑摩托的人、飞机、彩色灯光、橱窗、汽车上传来的各种音乐、沿途遇到的陌生人，他还会向他们打招呼。

学会重新观察现实

懂得了观察也便懂得了爱。

——恩里克·罗哈斯（Enrique Rojas）

观察和享受你身边的现实，你会发现它总是用种种方式吸引着你。仔细观察能够唤起你对生活的兴趣和喜爱。我们应当学着用新奇的目光温柔地观察这个世界。如何做到呢？这需要认真和好奇心。

我建议你这样做：带着好奇心重新观察你的工作、家庭、子女、房子……或许你会重新发现你在不知不觉中已经习惯了的细节，或者你会突然发现之前从未注意到的有趣事物。这在人际关系中尤为重要，像初见那样观察你的丈夫或妻子，凝视他/她的面容、肢体语言，深入观察他/她的目光、他/她对待你和对待他人的不同……永远不要对你爱的人习以为常。这需要你专注地观察。

如果你对现实报以冷漠和厌烦，将一切视为理所当然，不关注细微之处，那么你很可能总是陷于同一种境况中，长久地被困在消极与困难之中难以自拔。

艾米丽的案例

艾米丽8年前离了婚。在这之前她和丈夫胡安在一起生活了20年，她深爱他。他们有三个孩子，当时分别是19岁、17岁和16岁。他们一直相敬如宾，相濡以沫，虽然和任何一对夫妻一样，会有吵吵闹闹，但总的来说他们的关系很稳定。

后来胡安由于工作原因，开始频繁地前往美国出差，经常在纽约、迈阿密和洛杉矶停留很长时间。艾米丽对此颇有怨言，因为她习惯了丈夫日常的陪伴，并且注意到胡安对自己越发冷淡。终于，有次出差归来后，胡安告诉艾米丽自己爱上了另外一个女人。艾米丽试图挽留他，晓之以理，动之以情，甚至和他一起做了几次婚姻咨询，但胡安主意已定。那个女孩很年轻，只有27岁，已经有了身孕。艾米丽发现，尽管她想，但她做不到原谅他们。

离婚后起初的4年对艾米丽来说宛若身处地狱，她十分痛苦，终日痛哭，患上了重度抑郁症。在经过药物治疗后她才逐渐好转，并逐渐减少了对药物的依赖。

当她来到我的心理咨询室的时候，正如我之前提到的，距离离婚已经过去了8年。她的大女儿陪她过来的，她的女儿如今已经27岁了，是马德里一家医院的药剂师。她的女儿告诉我，艾米丽再也恢复不到之前的状态了，尽管已经过去了这么多年，她还是对生活毫无期望。女儿说，自己的母亲对全世界充满了敌意，尖锐地批判一切，对外界持有鄙视的目光，并且否认自己悲伤或抑郁，但每次开口必然是在批判或评价他人。她的目光总是盯在细枝末节上，认为一切都不合她意。几个月之后艾米丽就要成为外婆了，她的子女们十分担心她的态度。

当我和艾米丽开始谈话的时候，我发现她"对生活充满愤怒"。一上来她便开始抱怨马德里的气候和交通，抱怨她的子女对她要求严苛，在整场交谈中，我没能从她口中听到任何积极评价。当我问到她在海滩的房子时，她告诉我说那里终年积聚大量灰尘，夏天去一点都不舒服，而她的大女儿告诉我那是一个昂贵舒适的地方。

当我提到她即将做母亲的女儿时，艾米丽告诉我："但愿她生的时候不要喊我去帮忙，因为我已经告诉过她现在要孩子太早了。"

我向艾米丽解释了换个视角看待现实的重要性，她奇怪地看着我，毫不犹豫地确认："我非常客观。"

我坚持向她解释，一个人的幸福来自他对现实的解读。我绘制出她的人格分析图式，解释说她已经形成了被批判和偏见支配的人格，难以看到积极的事物或用好奇、激情、柔软的目光看待现实。

于是我们开始了为期10个月的治疗，帮助她克服过往的创伤，不要那么憎恨现在，以及试着期待未来。这并不容易，但现在她已经逐渐意识到自己的问题在于解读现实的方式，正如她自己说的，她的注意力"被感染了"。

乐观主义者会看着你的眼睛，与你敞开心扉交谈；悲观主义者则会目光垂地，缩起双肩，忽视心灵之间的交流。

你需要集中注意力。

奥特加·伊·加塞特（José Ortega y Gasset）被称为西班牙哲学家中的哲学家，是近代最重要的思想家之一。加塞特在撰写《我就是我和我的环境》时，发现自己难以集中注意力，因为他的脑海中思绪纷乱。为了达到写作要求的精神状态，他通过"冥想"把自己从外部世界中抽离出来。他会在昏暗的环境中沿着无尽的空旷小路散步，当他终于能够厘清自己的思绪之后，他在房间里坐下，把自己的想法写在墙上一块与自己视线平行的黑布上。这样做让他能够保持灵感充沛，仿佛还在小路上。

你会采取什么方法来集中注意力？

抬起视线，放下手机，用新奇的目光和自己的心去观察，期待有什么能让你感到惊奇。

如今，我们大脑中的上行网状活化系统的功能日渐衰退，主要原因之一就是对电子产品的使用，电子产品在手让我们难以注意身边有趣的事物。因此对注意力的管理和支配十分关键，你必须要学着转移刺激，保持感官的活跃，把你的注意力转向值得关注的地方。

神经可塑性和注意力

神经可塑性负责重塑神经联系，从细胞之间建立新的联系到大脑对变化、环境和挑战的适应。

压力、疾病、遗传、感染、创伤或事故等因素会对这一功能产生负面影响。大脑中的上行网状活化系统被激活时，一些神经元得以连接，便于我们在大量的刺激之中捕捉最重要的部分。

我们根据所关注的内容同步改变大脑，并为之付出注意力。

我们付诸注意力的方式决定了神经元在大脑中的工作。如果你不能控制注意力的焦点、难以恰当地集中注意力，你决策过程的有效性就会受到严重影响。值得高兴的是，我们有办法"卸掉"分散的意识，使注意力集中到我们希望的方面。因为集中注意力是一种自愿行为，可以被训练。

要掌握自己的意志，你就必须成为注意力的主人。

为此我们需要：

——训练注意力，尽量关注身边积极的事物。

——品味当下。之所以用"品味"这个词，是因为有时候我们对（来自感官的）刺激习以为常，不加注意。吃橙子、香蕉或柠檬的时候，试着去品味，感受它的气味、纤维和味道。在公园里，敢于闭上眼睛，发挥听觉和嗅觉去感受环境。至于对音乐，不要心不在焉，不要只是听见，要学着倾听。

——做决定，要握紧你生命的缰绳。观察一件你身边有价值的、客观上积极的事情，你会在一分钟之内发现你正在重复这件积极的事情。这种结果会让你惊讶。你可以试着把这种方式应用于人、事、环境……很多时候你意识不到一些积极事物，是因为你的相关大脑区域受到了阻碍。不要忘了我们的身心是紧密结合在一起的。

——药物可以帮助你，但是这绝不是唯一的解决办法。药物可以帮助你好转，但是你仍然需要锻炼自己的大脑，不让它退化。

第 6 章

情　绪

情绪是什么？

　　情绪是或强或弱的情感状态，是身体面对不同生活环境、不同日常事件以及对我们主观意识做出的反应，展现了我们的性格和感受。

　　同一个事件可能引发多种不同的情绪，正是这些情绪为我们的人生经历增添了色彩。情绪还与我们的生理和心理健康相关联。比如，如果我说"我感觉很好"，说明我感到舒适平和；如果我说"我感觉自己很健康"，说明我身体很好；相反，如果我说"我感觉孤单"，说明我正受到孤独的折磨。

◆ 积极心理学

　　积极心理学这一概念是由美国心理学家马丁·塞利格曼（Martin Seligman）在1998年提出来的。人们面对事件往往有两种反应：积极情绪和消极情绪，根据占主导地位的情绪不同，我们会有这样或那样的感受。长久以来，科学家对消极情绪（痛苦、不安、焦虑、狂怒、孤独等）的研究更多。但近些年来，特别是积极心理学这一相对新近的理论诞生后，业界越来越关注对积极情绪的研究。

研究相关课题的另一位重要的科学家是神经心理学博士理查德·戴维森（Richard J.Davidson），他是威斯康星大学麦迪逊分校健康心智研究中心的创始人和院长。该中心研究人类的情绪、行为和积极品性，比如友善、好感、同情和爱。

◆ 一项被试者很特别的研究

大卫·斯诺登（David Snowdon）博士和黛博拉·丹纳（Deborah D.Danner）博士在美国做过一项研究，180个基督教修女作为被试者参与其中，她们平均年龄22岁，并在实验前就保持着撰写日记的习惯。60年之后，研究人员对这些被试修女再次做了分析。研究发现日记中的积极情绪和人的长寿相关：90%在日记中流露出大量积极情绪的修女85岁时仍然在世，而在日记中表露较少积极情绪的修女仅有34%活到了85岁。在后续的调查中，54%积极情绪丰盛的修女活到了94岁，而积极情绪匮乏的修女活到同样年龄的仅有11%。

研究还发现，在日记中表露更多思想和更丰富词汇的修女在85岁时患老年痴呆相关疾病的可能性更小，要知道，85岁的人群患阿尔茨海默病的风险接近50%。

这项研究甚至在被试者死亡后仍在继续，大部分被试修女选择捐赠大脑以满足后续研究的需求。在这方面的研究中，最大的发现是病理和症状之间没有明确的关联，也就是说，大脑有严重损伤的修女在世时有的也保持着良好的生理和心理健康状况，相反，大脑毫无损伤的修女中有人也会表现出明显的老年性痴呆症状。研究还发现，被试者之中最健康的大脑来自一位寿命超过100岁的修女。

令人称奇的是，斯诺登博士是在完全偶然的情况下开启这项研究的。他拜访修道院的初始目的是研究宗教团体的饮食习惯及其对衰老的影响，但他惊奇地发现修女是一个非常适合开展研究的团体，她们拥有压力小、禁烟禁酒等条件。在那家修道院生活着7位年逾百岁的修女，她们被称为"七圣人"。斯诺登博士的这项研究引发了广泛的关注和兴趣，并收到了共计五百多万欧元的官方补助。

我们得出了一个非常有趣的结论：精神上的衰老并不是无可避免的，尽管我们可能年岁已高。其中的关键似乎在于积极情绪。

◆ 主要情绪

许多研究者已经深入这一领域，捕捉人们情绪的细微变化并在不同的国家和社会环境中开展研究，以期得出一致的结论。皮克斯工作室出品的动画电影《头脑特工队》（*Inside Out*）的顾问，美国心理学家保罗·艾克曼（Paul Ekman）曾深入研究情绪及我们表达情绪的方式——面部表情和肢体表达。为什么我们感到悲伤时会缩起肩膀？为什么我们感到厌恶或恐惧时会有不同的肢体表达？

保罗·艾克曼创造了著名的面部表情编码系统（FACS），一种用于衡量面部、头部以及眼部的42块肌肉运动的分类学。他在1972年指出，人类有六种通用的面部表情，与之相对应的是六种基本的，或者说主要的情绪：愤怒、厌恶、恐惧、高兴、悲伤和惊讶。

情绪分子

　　下面我们进入到激动人心的部分。美国神经科学家甘德丝·柏特（Candace B. Pert，于2013年逝世）曾担任美国国家精神健康研究中心（NIMH）主任，也是畅销书《情绪分子》的作者。这本书讲述了情绪分子对健康的影响，和她关于精神-生理联系的研究。这一切引发了一场真正的革命，正是甘德丝·柏特发现了阿片受体。

　　我们来简单解释一下她的发现。阿片受体位于细胞膜表面，有选择性地与特定分子结合，类似锁与钥匙。这些到达受体的分子被称为神经肽，是情绪的基础。

　　有趣的是，每一种情绪都会刺激神经肽的生成。当细胞膜上的阿片受体接触到情绪分子神经肽时，向内传递信息。这种信息能够改变细胞生物化学和频率，影响细胞行为。

　　我们所说的细胞行为指的是从新蛋白质的生成、细胞分裂到离子通道的开关……甚至包括表观遗传、基因表达的修饰。也就是说，这些神经肽是改变我们的生理机能、行为，甚至遗传的机制。细胞的部分"历史"来自情绪神经肽向细胞膜发送的信息。

　　用柏特自己的话说："这种叫作肽的神经递质携带着情绪信息。随着我们情绪的改变，这些混合的肽游走在整个身体和大脑之中，毫不夸张地说，它们改变了全身每个细胞的化学物质。"

因此，疾病不可避免地和情绪相关联。情绪的表达伴随着人体的反应，当一种情绪被否定或者被压抑，会导致生理上的紊乱，会对个人产生严重的损害。正如柏特所说，所有的情绪都会导致人体内产生生物化学反应。

◆ 隐忍情绪的人，终会精疲力尽

西语有句话说：常隐忍情绪的人终会精疲力尽。通过前面的内容我们已经明白了思想和情绪对我们健康和行为的重要性，下面我们来看一个具体的例子。

如果有人对你说："你穿的衣服真糟糕。"你可能会做出不同的反应。

——可能回答："你才糟糕。"

——隐忍所有的情绪，陷入愤懑、悲伤，反复思量："他为什么这么说我？我也没有那么糟糕……他为什么要针对我？我必须改变我的穿着吗？"

——对发生的事闭口不谈，不去想，对此表示无视。

——回复类似这样的话："我乐意如此，我一向品位独特。"

每一种反应都会对你的身体、对你的每个细胞以及对你的精神产生不同的影响。第一种情况，用激烈的、直接的甚至有点冒犯的方式回应，或许不会导致人体状态紊乱，但容易得罪朋友、危及人际关系。第二种和第三种则可能会使人患病，因为保持沉默，封闭消极情绪，会对身心健康产生不利影响。弗洛伊德这样解释："被压抑的情绪从来不会消散。它们只是被生生地埋葬，伺机用更恶劣的方式重见天日。"最后一种反应是最健康的。然而我们并非总能用最恰当的方式做出反应。有时候个人性格或者环境会使我们做出出乎意料或者不恰当的反应，我们只有在事后才能意识到这一点。

我们当下生活的社会倡导封闭和隐藏情绪，这是因为情绪化被视为软弱或不够强大的标志。表达自己的感受，特别是情绪，好像是不合适、不恰当的。

我们研究心理和情绪的人都知道，压抑一种情绪等同于不接受它。这些情绪会嵌入你的潜意识中，理所应当地用这样或那样的方式在生命的另一时刻爆发出来，严重地扰乱你的内心平衡。孕期或产后抑郁就是非常明显的例子，这是女性十分脆弱的时期。

如果一个人因为害怕他人的想法、害怕陷入尴尬或者因为不善表达而把情绪深藏于心，最终会对自己产生危害。情绪会不断累积，危及自身，像阴影一样侵蚀你的身心。

◆ 学会表达你的情绪

当我们不能表达自己的情绪时，有时候我们会希望对方能意识到他们对我们造成的伤害。但事实上，大多数情况下，人们对他人的评判、批评或伤害都是无意为之的，甚至意识不到自己对他人造成了伤害。也有人以冒犯和攻击他人为乐，但这只是少数人，比如患有严重人格障碍的人。患有反社会型人格障碍的人，通常我们称之为精神病患者，能在伤害他人的举动中获得乐趣，因此他们常常蓄意为之。

另一方面，有的人对他人的言行保持高度敏感。他们"心理的肌肤"极端敏感和脆弱，和他们相处的时候你需要保持谨慎，因为随意的风吹草动都会让他们感到被冒犯。

比阿特丽斯和路易斯的案例

比阿特丽斯和路易斯于6年前结婚，他们有三个小孩，最大的3岁，还有一对孪生兄弟刚刚年满1岁。路易斯是一名建筑师，曾经工作繁忙，四处出差，但是经济危机对他的事业造成了沉重的打击。他换了工作，为了提高收入，他现在作为自由职业者接项目。路易斯的性格直接、冲动、急躁、讲求效率，是个完美主义者——他很关注细节，喜欢一切井然有序的样子。他看待事物清晰透彻，任何时候都会直接表达自己的感受。比阿特丽斯是一名装饰设计师，他们在西班牙北部一座文化主题的大厦翻新项目中相识，很快确认了恋爱关系并结了婚。比阿特丽斯还有三个亲妹妹，四姐妹和母亲之间的关系非常亲密。比阿特丽斯一直是一个非常敏感的人，她的父亲因为肾脏的问题受病痛折磨多年，她一直在大大小小的事务上帮衬着她的母亲。比阿特丽斯习惯"吞咽"一切糟糕的经历和情绪，不让别人为她担心分毫。

比阿特丽斯来寻求帮助的原因是从几个月前开始，她感到悲伤、麻木、没有力气。她曾认为这是两个小儿子的出生造成的，但如今他们已经满1岁了，她还是没有好转。她对一切都提不起兴趣，有时候当路易斯在外工作时，她会把自己锁在房间里哭泣，在孩子面前则装作无事发生。

当路易斯回到家里，因为赚钱更加困难而疲惫又带着些许的愤怒，看到满地的玩具、乱七八糟的屋子和嗷嗷大哭的孩子，他就会大叫着要求比阿特丽斯赶快把一切收拾好，要求孩子们快点吃饭，不要发出噪声，因为他想在客厅不受打扰地看会儿新闻。

每当这时，比阿特丽斯会保持沉默，她整理、清洁、准备食物……当孩子们睡下后，她只想大哭一场。而路易斯对此毫无察觉，他沉浸在自己的烦恼里，比阿特丽斯什么也没有和他说。因为她不习惯倾诉，也不知道如何开口。

比阿特丽斯来咨询的那天告诉我说，几天前她被确诊患有肠应激综合征①。我对她进行了全面的提问，也了解了她的家庭状况。她承认为了避免矛盾，她从来不会与丈夫或其他任何亲近的人对抗，她更喜欢维持表面的和谐，而不是将自己的痛苦诉诸他人。最近，除了肠应激综合征之外，她还出现了眩晕、恶心的症状，在心理上她则对一切都提不起兴趣，记忆力缺失，难以集中精力。

当我们和她的丈夫交流时，路易斯不明白为什么他们会走到今日这般境地。他表示他的妻子心胸宽广、从不生气。他承认自己性格冲动，但是妻子和他一向相处融洽。我用图式的方式单独向每个人解释了他们的大脑是如何运作的，以及在外部刺激下他们的情绪和行为的反应模式；对比阿特丽斯来说这些刺激是丈夫的喊叫和不耐烦，对路易斯来说则是经济和职业问题导致的挫败感。我把他们的人格图式与另一人的联系在一起让他们互相理解，并阐明了具体的技巧来引导他们如何改善关系。

经过几个月的治疗之后，比阿特丽斯的情况得到了很大的改善。我给她开了抗抑郁的药物来改善她的情绪状态，同时帮助她缓解生理上的症状。我还给路易斯开了稳定情绪的药物，帮助他度过冲动的时刻。心理治疗显著地改善了他们的关系，两个人都能更好地理解对方，更重要的是，他们学会了更加健康地处理自己的情绪。

---

① 表现为腹痛和肠节律紊乱。具体的发病机制尚不清楚，但已知情绪心理因素对其有重要影响。

因此，如果我们不去表达自己的情绪，对方很可能意识不到他对我们造成的伤害。一般来说，女性比男性更加敏感，她们会翻来覆去地想发生过的事，产生更多的困扰。特别是很多时候她们的丈夫由于缺少时间、精力、态度或以上所有，而不懂得注意妻子流露出的想和他们交流的细微信号，这种困扰便更甚。男性一般来说情绪比较内敛，他们更加注重实际。一般情况下，女性相比男性有更强的能力去爱、去感受和去表达，当然，凡事皆有例外，但这是我最常遇到的寻求咨询的原因。

我并不是鼓励人们把自己的所思所感毫不掩饰地表达出来，但是一味地拒绝与共同生活的人交流让我们感到受伤的事情同样是不健康的。重要的是，要在必要的情绪输出和那些最好保持沉默来维护我们的内心平静和外部和谐的情况之间达到一种平衡。

◆ 那些被压抑的情绪会怎样？

我们认为那些被压抑的情绪会以生理或心理疾病的方式，在某个时刻从"后门"卷土重来。"神经质"的人不能健康地掌控自己的情绪，他们陷在往事的泥沼里难以脱身。他们执着于难以克服或消解的事件、思想或感觉，这使他们的性格更加病态，心理也越来越疲倦。

艾米利奥的案例

艾米利奥有一天来到我的心理咨询室，想了解他女儿的诊断和治疗状况。他的女儿14岁，因为遭受校园霸凌而出现了情绪问题和行为紊乱，已经接受了几个月的治疗。

他拒绝和他的妻子一起参加咨询，因为他认为对女儿的心理治疗毫无必要，他认为所有与心理学相关的东西都是荒谬且无用的。他冷淡地同我打了招呼，坐了下来。通常在这种情况下，我会试着聊一些寻常的话题，直到气氛缓和。几分钟后，我开始和艾米利奥聊他的女儿，聊她有多敬佩、多喜欢自己的父亲。突然，我注意到他的音调有了轻微的软化，于是我改变了话题。

"你感动吗？"我问他。

"我不喜欢感动或有强烈的情绪，那是软弱的象征，多愁善感的人一生不会走得太远。"

"啊，大错特错，多愁善感和易动感情可不是一回事。"

那天之后我和艾米利奥开始了一段非常有趣的治疗，我们深入到他的生平中。他来自一个富裕家庭，父亲是美国人，母亲是西班牙人。他的母亲性格冷淡、情绪内敛，从不允许家庭成员表达感情。艾米利奥从未见过他父母之间有表达爱意的手势、拥抱、爱抚甚至一句"我爱你"。

小时候他常和一个邻居聊天，但是后来这个邻居搬到了另一个城市，他也再没有完全信任过其他人。奇怪的是，尽管他们三十多年不曾见面，那天他提到这个邻居的时候，变得很激动，哭了起来。我告诉他咨询室是十分适合哭泣的地方，不会有人评价他、批判他，眼泪是我们摆脱焦虑的强大武器。

◆ 哭泣能带来什么？

不要忘了，人类是唯一一种能因为情绪原因哭泣的物种。当目睹一个人哭泣时，常常会激发观察者内心的情绪或亲社会行为，使他对哭泣的人产生同情。因此，在智人进化历史中的某一瞬间，哭泣成为一种情绪状态表达的重要手段。

人体平均每年产生一百多升的泪液。所有那些不记得最近一次哭泣是在什么时候的人，他们的存在就是为了平衡那些泪如雨下的人。

眼泪分三种：基础眼泪，其作用是保持眼睛湿润；保护性眼泪，当眼睛受到物理攻击，以及受灰尘、气体等刺激时产生；以及情绪性眼泪。

情绪性眼泪产生于人体感受到警示性情绪（悲伤、焦虑、危险）时，流泪是人们在这种情况下做出的反应。同样，这些情绪的出现还伴随着心跳加速、脸颊泛红。

大哭一场的好处

2013年日本出现了一种疗法，名为ruikatsu，译为"求泪"。由于文化和历史的原因，日本是世界上最缺乏情感教育的国家之一，日本人不习惯公开表露情绪，这种疗法能够帮助他们释放被压抑的情绪和恢复内心的平衡。

这是一种以哭泣为手段的群体治疗。这种治疗不提倡人们独自运用，因为自我封闭式的哭泣和发泄会使人陷入抑郁状态。第一场"求泪"活动是由一位年迈的日本渔夫寺井广树（Hiroki Terai）于2013年组织的。

其步骤如下：20~30人的团体聚集在一间大厅里，放映高情感含量的视频、广告或短片，引导人们放声大哭，整个过程持续大概40分钟。完成后人们得以舒畅轻松地离开，他们的精神状态会得到很大的改善。

研究员威廉·弗雷（William Frey）几年前研究了过度的焦虑或悲伤导致痛哭的眼泪的生化成分，发现其中有高含量的皮质醇。这也是为什么人们在大哭一场后会觉得轻松，因为眼泪能排泄出大量的皮质醇，使人的压力和焦虑得到消解。

◆ 压抑情绪导致的主要心身疾病症状

当情绪转化为生理疾病的时候，我们称之为心身疾病。心身疾病指的是根源在心理，但以躯体症状为表现的疾病。

感到羞愧或气恼时，人们的脸颊会泛红，这是一种非条件反射，人们不能通过意志去改变它。当争吵时，人们的血压会升高；当面对会议、考试或讲演时，人们会感到心跳加速、大量出汗。

有慢性压力、焦虑或抑郁的人很大概率会出现生理上的症状，比如偏头痛、背痛、挛缩、胃肠紊乱或眩晕、恶心、感觉异常等其他症状。生理疾病的恶化会导致严重的健康问题，从需要手术介入的胃炎、胃溃疡，到目前医学无能为力的某些神经疾病和肿瘤。

主要的心身疾病症状有以下几种。

——与神经系统相关：偏头痛、头痛、眩晕、恶心、感觉异常和肌肉麻痹。

——与感官相关：复视、短暂性失明、失声。

——与心血管系统相关：心跳过速、心悸。

——与呼吸系统相关：胸闷气短。

——与胃肠系统相关：腹泻、便秘、反流、胃灼热、咽囊炎和吞咽困难。

不要忘了关键的一点：在生病之前，我们的身体就已经以不适、虚弱或其他症状的方式向我们发送警告信号。上述的病症就是身体向我们发送的信号，身体在不停地尝试与我们沟通，希望恢复平衡和平静。

在当下这样一个快节奏的时代里，我们与自己的内心交流得越来越少，很多人不懂得也不理会那些对我们的健康做出警示的症状。

这些警示对我们预防更严重的疾病或者至少抑制症状的进一步恶化至关重要。我们的身体有双重功能：一方面，倾听我们心灵的声音；另一方面，通过疼痛、不适、心理上的不安或疾病与我们交流。

我总是说，焦虑是精神和灵魂在发烧，警示我们正处于敌意的环境中，或者过多的事物、情感令我们不堪重负，难以应对。因此，那些因人而异的痛苦不适的症状就是身体在尖叫着请求我们意识到我们正在承受的伤害、正在遭受的威胁或对我们身心来说不堪重负的那些东西。

忽视这些警示信号是我们走向衰弱和健康失衡的第一步。

有些不适是我们不健康的生活习惯造成的，比如不当饮食、不良的睡眠卫生、过度久坐或者身体的不良姿势。如果我们能够对自己的生活做一次深入的检查，保持诚实，不要一味地追求完美，否则会导致更深的焦虑而不是平和，将会帮助我们的生活维持健康的轨迹。我们需要时常拿出一定的时间来分析自己的生活，思考我们当下正在获得的东西，还有我们的目标和追求。从生理指标上观察和感受我们的身体，检测身体是否正在向我们发送某种信号并推测其原因。有时候求助专业人士、医生或了解人体和身心联系的人会对你大有帮助。

科学已经证实一些疾病与情绪相关。皮肤病学表明，某些皮肤病多发于不满、沮丧、焦虑或有罪恶感的人群。心脏病学则证实，好斗、竞争心理强或有慢性疾病的人更容易突发心肌梗死。

胃肠学观察到焦虑——比如考试或面试引发的——和消化性溃疡等胃肠疾病之间存在联系。但是毫无疑问，肿瘤学才是最能体现这种精神和身体关系的学科。

美国临床心理学家劳伦斯·李山（Lawrence Leshan）曾分析了五百多位癌症病人的生活，发现抑郁和癌症之间存在十分重要的联系。很多研究对象曾因亲密关系的破裂感到崩溃并试图压抑这些情绪。这些被压抑的情绪扰乱了他们的神经激素平衡，阻碍了他们的免疫系统做出恰当反应。后文中我们会进一步谈到肿瘤学的话题。

托马斯的案例

16岁的托马斯来到了我的心理咨询室，他是家里三个孩子里最大的一个。托马斯是个优秀的学生，他的父亲是建筑师，母亲是家庭主妇。近一年半以来，他一直饱受眼睛问题的困扰。这一切始于某天上课时，托马斯突然发现黑板变得模糊，他告诉了老师，下午母亲便带他去了急诊。医生将其诊断为眼部肌肉调节痉挛并开了几种眼药水，之后他们便回了家。情况好转了几天，但突然有一天上课的时候托马斯发现自己什么也看不到了，于是他们找到了另一位专家寻求帮助，托马斯做了一些检查和评估，但是情况仍在恶化。他的近视度数在检查中不断变化，但查不出原因。

他们之后又多方问诊，其中包括几位神经学家，托马斯做了医学扫描和核磁共振检查，但结果显示一切正常，因为病症的根源在于精神病学。当托马斯前来咨询的时候，尽管"看不见"，但他表现得十分淡定，这让我惊讶不已。他说自己已经习惯了失明，并不担忧。我和他的父母交流后发现，托马斯的性格表现出明显的完美主义和死板的特点。他对自我的要求十分严苛，不允许自己出错，他的学习进度比学校授课的进度要超前，他一直在追求学会更多，远比他这个年纪和思想水平的同龄人想得更远。因此，他的身体不堪负荷，开始用失明的方式阻止他。托马斯已经接受了几个月的治疗，我们正在帮助他改善自我认知和管理情绪的方式，渐渐地，他恢复了视力，再也没有出现过类似的问题。

我们了解许多因情绪因素导致失语、失明，甚至失去行走能力的案例，身体自有其智慧。我记得一位38岁的女士，她是我最初的几位病人之一，她在工作时突然失去了行走能力。创伤科医生和神经科医生排除了她的器官病变的可能性，认为其根源在于精神病学，经过几个疗程的治疗后，那位女士的行走能力得到了一定程度的恢复。那是我对深入探索身心关系的热切渴望的触发点之一。

健康的关键因素

前文中我已经谈到了我们的想法对精神状态、对解读现实以及对健康的重要作用。在医学院的课程中，几乎没有专门讲述这些的内容。尽管如此，作为医生，我们十分清楚病人的态度对病情预后的重要意义。临床数据表明，病人的积极情绪和亲近之人，包括家人、朋友甚至心理咨询师的情感支持有毋庸置疑的治疗效果。另一方面，在如冠心病等疾病面前，一个人的感受、认知或想法，甚至与他的日常饮食和生活习惯同样重要。

弗里德曼（Friedman）和罗斯曼（Rosenman）完成了一项由3 500位男性参与的长达10年的研究。研究开始时，研究对象被分为两组：A组人员的性格呈现死板强硬、缺乏耐心或变态心理的特点；B组人员的性格则比较友好和安静。在完成预先的分组后，研究人员调查了研究对象的健康状况，比如，他们是否吸烟、日常进行多少体育锻炼，测量了他们血液中胆固醇的含量并对他们的饮食进行了分析，接下来便等待观察研究对象的发展变化。10年之间，超过250位身体健康的研究对象发生了心肌梗死。基于饮食和体育锻炼的数据记录并没有预测到这一结果，唯一有效预测到这一结果并且有诊断价值的数据是依据他们的精神状态进行的预先分组。A组研究对象突发心肌梗死的概率比B组高三倍，而这与吸烟、饮食和体育锻炼无关。

◆ 与癌症的关系

癌症和压力以及情绪之间似乎存在某种联系，尽管其过程并不明确，但越来越多的科学家推测情绪或压力可能是形成癌症的风险因素。从逻辑上来说，肿瘤疾病的产生原因复杂多变，至今没有严谨的研究证实情绪和癌症的直接联系，但是我们都或多或少认识有人遭受了生活重创之后，有一天悲伤地告诉大家自己被确诊患有某种严重的疾病，并且在心底我们并不觉得十分惊讶："他/她受的苦太多了。"

流行病学家大卫·巴蒂（David Batty）曾主持完成一个项目，由伦敦大学学院、爱丁堡大学和悉尼大学联合开展，他们在10年间进行了16次调查。项目开始时共有173 373人参与调查，其中4 353人后来死于癌症，研究人员试图寻找某些癌症与激素和生活习惯之间的关系。我们现在知道，抑郁能够导致我们体内的皮质醇水平升高，从而引发激素失衡，这会抑制DNA的正常修复和免疫系统的功能。这项研究的结果表明，抑郁和焦虑患者患结肠癌的概率比常人高80%，患胰腺癌和食道癌的概率则比常人高出两倍。然而我们也要谨慎对待这些结果，不要迷信数据。不要忘了，焦虑和抑郁患者大概率有吸烟、喝酒的习惯和肥胖问题，这也是跟癌症相关的最常见也是研究最多的三个因素。

引发癌症的原因有很多，包括生活环境、饮食、不良习惯、遗传因素等，目前认为情绪同样是癌症诱因的声音也越来越多。

肿瘤的形成需要满足几个因素。比如，我们前文提到的激素皮质醇，如果水平超出正常范围，会引发损害身体细胞的炎症反应。2017年，神经系统与癌症关系研究领域最知名的研究者之一肿瘤学家佩雷·加斯科（Pere Gascón）博士在采访中表示"慢性压力可能引发癌症"。

我试着解释一下这个说法，不要忘了任何肿瘤疾病的发生过程都十分复杂。我不想对这一严肃话题擅自进行任何简化，但我认为简单的描述有助于大家广泛地理解人体面对特定刺激的反应方式以及精神平衡的重要性。

正如我们所知道的，一方面，在慢性压力的刺激下，皮质醇通过释放前列腺素、细胞因子等物质引发我们身体内的炎症反应。另一方面，肿瘤是一种恶性细胞组织，在身体某处扎根并生长。一旦肿瘤形成，免疫系统这一人体的防御力量会停止攻击肿瘤，"并成为它的一部分"。

比如，巨噬细胞负责吞噬体内的异物，它是白细胞的一种亚型，是人体防御系统固有反应的一部分。在出现癌症的情况下，巨噬细胞会停止工作，转而为肿瘤组织"效力"，这会导致免疫系统对人体发动自我攻击。

根据年龄、性别等差异，人体中的细胞数目为5万亿到200兆不等。细胞的生存环境是血液，血液的构成决定了细胞的命运。

是什么掌控血液？之前的章节已经揭露了答案——神经激素系统是关键所在。研究人员发现了一个有趣的数据：如果细胞处于"有毒"的环境中，就会生病；如果细胞处于健康的环境，则会保持健康。因此细胞所处的环境和细胞膜收到的信息在这其中发挥着关键作用。

和细胞一样，如果一个人——细胞的集合体，当然，还有更多的组成部分——处于"有毒"的环境中，无论是糟糕的人、环境还是状况，同样会生病。

不要忘了，我们的大脑和身体无法分辨真实和虚拟。有的人尽管所在的环境或所处的状况是健康的，大脑也可能将其解读为危险情况，从而使人仍然长期保持警惕，这也会导致他的身体和血液成分发生变化，一如身处最恶劣的环境中。这种大脑对环境不恰当的解读也会迫使人在精神上和生理上陷入有害的紧张之中。

如果我们能改变自己解读现实的方式，现实也会随之改变。幸福取决于我们对现实的解读，因此至关重要的一点是我们要接受对自我的认知，不要过于严苛地自我评价。积极的思想甚至求助于安慰剂效应能够对我们的大脑和身体产生有利的影响。

◆ 远程转移过程中发生了什么?

现在,我们进一步来探究癌症的远程转移。远程转移指的是肿瘤在人体内的扩散过程,这个过程决定了癌症的预后以及病人的生死,远程转移常发生在人体内存在无症状慢性炎症的地方。也就是说,我们体内有炎症的地方是癌症的温床,是肿瘤最喜欢增长和扩散的地方。但是并非所有的炎症都容易滋生癌症,比如扁桃体发炎引起的感冒和肌肉发炎引起的韧带断裂就不属于此类。

吸烟的人每次吸烟的时候都会损害支气管的细胞,导致该区域形成慢性炎症,这种炎症的形成起初是为了防御和保护该区域,是一件好事。但如果吸烟的恶习和这种炎症长期持续,而且家族中有肺癌的先例,以及我们不妨往骆驼身上再加上最后一根稻草——如果这个人出现了严重的情绪问题,那么这位吸烟者患癌症的概率会升高。从逻辑上来讲,并不是所有吸烟的人都会患癌症,但是我们知道烟草是形成肿瘤的强有力的刺激因素。因此,在问诊中,医生会询问病人戒烟的时间。医生想知道的是继吸烟引发的炎症使人体长期遭受自我攻击之后,你给予身体从这种攻击中恢复过来的时间有多长。

相关研究目前已经得出了令人振奋的结果,研究发现癌症细胞和神经系统之间存在直接联系。也就是说,肿瘤细胞上有受体能够接收与大脑相关的物质,比如肾上腺素或皮质醇。情绪和强烈的压力在影响身体的同时也在影响着癌症细胞，癌症和神经系统以及情绪系统之间能够直接交流。

这种解释不是为了引发你的担忧。恰恰相反，我解释的目的是让你能够更好地理解那些严重的、难以掌控的疾病与我们的精神之间的深层联系。

癌症和人体的免疫系统紧密相连。慢性的压力、忧虑、悲伤和创伤能够扰乱人体自身的防御机制，给癌症可乘之机。这些消极的情绪状态会反映在人体生物化学和生理层面，导致潜在的炎症。

总结起来就是，负面情绪不会导致癌症，但是慢性情绪压力会引发、刺激或强化癌症的扩散。什么会导致情绪压力呢？孤独、生病的家人、对环境的不适应、难以走出的创伤、艰难的挑战或工作和经济问题等。

学会更好地掌控我们的想法有助于我们控制身体的炎症。

◆ 端粒

端粒是染色体的末端，20世纪30年代由美国生物和遗传学家赫尔曼·约瑟夫·穆勒（Hermann Joseph Muller）发现。端粒的主要功能是保持染色体结构稳定，避免它们互相纠缠或黏附，染色体是细胞分裂的关键。因此，端粒和癌症有密切的关系，不要忘了，肿瘤疾病是细胞的不正常分裂引起的。

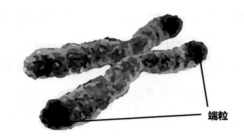

端粒

端粒是细胞的"时钟",它规定了细胞在死去之前能够分裂的次数,是细胞衰老的计时器。

生物化学家伊丽莎白·布莱克本（Elizabeth Blackburn）1948年出生于澳大利亚塔斯马尼亚岛,1975年在剑桥大学获得分子生物学博士学位后,她开始研究染色体上的端粒,起初是在耶鲁大学,后来到了伯克利的加利福尼亚大学。

在研究端粒的过程中,伊丽莎白·布莱克本于1984年发现了一种全新的酶——端粒酶。为了研究细胞分裂,她开始尝试生成人造端粒。她发现,端粒酶的含量越低,端粒的长度就越小,因此细胞分裂的数目就越少,人患病和衰老的风险就越大。

不良习惯会影响端粒的长度,我指的是压力、不良饮食习惯、肥胖、久坐、孤独、污染或者睡眠问题。

布莱克本在一组特殊的研究对象中对端粒酶进行了研究——子女有严重精神问题的母亲。她发现,感到孤独的母亲其体内端粒酶的水平更低,因此她的端粒的长度也更短,她们对生活所抱的希望远小于一般的同龄女性。与此同时，那些相互分享情绪、相互支持和相互理解的母亲，她们体内端粒酶的水平更高，因此端粒也更长。凭借对端粒酶的研究，伊丽莎白·布莱克本和她的同事卡罗尔·格莱得（Carol W.Greider）以及杰克·斯托斯塔克（Jack W.Szostack）一起获得了2009年的诺贝尔生理学或医学奖。

正如我们在精神病学家罗伯特·瓦尔丁格（Robert Waldinger）的研究中看到的，孤独不仅是导致抑郁的风险因素，而且会导致端粒缩短，加速人体衰老，因此孤独是不健康的。

如何分泌更多的端粒酶呢？当下一些初步的研究正在探索如何增强端粒酶的分泌以延长端粒。我们现在已知的是，锻炼、健康的饮食习惯和正念能够发挥积极作用。

管理情绪的技巧

1. 认识你自己

你要明白自己的困扰所在。长期封闭自己情绪的人会很难深入剖析困扰自己的源头，但无论如何你要去尝试，从书中获得答案或者寻求他人的帮助，必须迈出第一步。

2. 识别自己的情绪

你要识别自己的情绪。愤怒和怨恨不同，高兴和激动也不同。对自己的情绪做准确的判断可以让你保持现实的态度，而不是把负面情绪扩大，这种识别能力会对你的身体产生直接的影响。

3. 学会表达

说出你的想法，这不会让你受伤。你不要总是对自己的情绪缄默不言，试着向你信任的人倾诉，你要学着表达自己，但是注意不要口无遮拦。慢慢来，倾诉能够帮助你恢复内心的宁静和平衡。

4. 不要害怕去追寻最理想的人生版本

你要学习展露内心最珍贵的东西。隐藏情绪的人最终会变得颓废、无力，失去对任何事物的希冀。

5. 限制别人对你施加的影响

你要学会识别"有毒"的人，他们能够在各种时刻对你造成严重的干扰。我们需要做的是远离这样的人，找回自己的内心平衡。

我们都有过难过或无助的经历，我们都曾感受过焦急、萎靡或者沮丧。这种偶然的负面情绪是健康的：它警示我们周边有不对劲的地方，激励我们着手做出改变，以恢复我们精神和身体的平衡。

我们思考和感觉的方式会影响我们生活的质量和长度。

第 7 章

影响皮质醇水平的因素

使皮质醇水平升高的因素

　　生活中存在各种各样的情况让我们心烦意乱，使我们体内的皮质醇水平发生改变。当今社会，无论是工作、信息和趋势的产生还是旅行、娱乐和休息都保持着一种疯狂的节奏，以至于有时候我们无法跟上这种节奏，情绪很容易陷入崩溃。

　　前文中说过，慢性压力对我们的身体和精神是有害的。但是相反，挑战或威胁也会激发我们的良性压力（又称良性应激），这种压力可以帮助我们不断前进，寻找更好的解决措施。我们都有过压力使我们效率大增的经历，一个经典的例子是考试前夜，突然间我们的大脑能记住的东西比之前所有时刻加起来都多。为什么？因为少量的皮质醇能够改善我们的注意力和产出效率，能帮助我们更好地集中精力应对挑战。但是我们不能总是处于良性压力之下，因为长期的良性压力也会变得有危害，最终使我们的身心精疲力尽，导致我们生病。

　　下面我们来分析一些使皮质醇水平长期升高的情况。

阿尔贝托的案例

　　阿尔贝托是一家跨国公司的媒体总监，最近被派往墨西哥工作。出发前，阿尔贝托前来找我咨询，因为他总是感到悲伤却找不到原因。由于他出发的日期就在这两天，我告诉他到达墨西哥后给我写信，我们来看看这种悲伤是不是暂时的。

在分析中我发现，阿尔贝托是一个对自我极度克制的人，无论是对自己的想法、自己的表达，还是对自己在他人面前展露的形象。他与妻子的关系更像是工作关系，而不是情感关系。他们夫妻两人都是强势、务实的人，无论是在工作上还是情感上。他们不想要孩子，因为两人都工作繁忙，没有时间。他们的脸上随时挂着近乎完美的微笑，几乎没有放松的时候。阿尔贝托对自我保持着严格的克制，没有人能打动或改变他。当我问到他感到悲伤的原因时，他告诉我：

"没有原因，悲伤是软弱的表现。"

于是我补充道：

"有什么会让你感到触动呢？"

他回答：

"或许是和我父亲聊天消磨时光的时候吧。"

阿尔贝托的回答对深入剖析问题毫无用处。他试图维持对自己以及对我传达的信息的绝对掌控。如果他感觉不是很开心，便露出一个微笑，他永远保持"正确"的状态。离开前，我告诉他：

"如果你继续如此，你会崩溃的。因为每一个长久克制自我的人都会在某个时刻陷入崩溃。"

几个月之后，我收到了阿尔贝托的电子邮件。他告诉我自己一切都好，并打算在假期返回西班牙。我表示如果他愿意的话，可以在返回西班牙时来找我做咨询，但是他觉得并没有必要，因为他感觉自己状态很稳定。

7月的一天，我正在做一场咨询，突然一个护士告诉我阿尔贝托打电话来说有十分紧急的事情。我不得已中断了咨询，接起了电话。电话的另一端，阿尔贝托气喘吁吁，十分紧张，慌乱地告诉我发生的事：

"我们在马拉加度假。今天上午登上出租车后，我突然感觉不舒服，不能够正常呼吸。"

他不得已立刻下了车，感到眩晕、恶心、颤抖、出汗、难以控制自己，一种强烈的痛苦持久不消。阿尔贝托遭遇了惊恐发作。

阿尔贝托的妻子接过了电话，因为这时他已经不能说话了，她向我请求帮助。我要求她立刻叫救护车，尽快把阿尔贝托送到医院的急诊室，尽管她很不情愿，因为她认为阿尔贝托的表现只是一种"心理问题"。

他们到达医院后，阿尔贝托的妻子再次打来了电话，说医生们表示阿尔贝托必须吃药，但阿尔贝托拒绝了。他一贯保持正确和平衡，对药物会使他失去对自己的控制抱有极大的恐惧，无论是对他的思想还是行为。我尝试宽慰他，向他解释应当借助药物来自我调节以恢复平静，但他断然拒绝。

过了一会儿，他的妻子告诉我急诊医生为了让他放松，给他注射了镇静剂。他们打算一出院就立刻回马德里接受综合治疗。

几天后，阿尔贝托回到了马德里，来到了我的咨询室。他感到焦虑、警觉、紧张，终日被痛苦折磨，甚至不能出门……我对他采取了静脉药物治疗，使用长效苯二氮䓬类药物以阻断他大脑中恐惧和痛苦的形成。我向他详细地解释了他的遭遇以及促使事情发展到这一步的生理和情绪机制。我给他开了一种"应急药物"，以防他再次出现惊恐发作，这种药物保证会在短短几分钟内起效。借助这种药物带给他的"口袋里的安全感"，他可以继续旅行、开会……

他对药物的巨大恐惧在于药物的成瘾性，他害怕如果没有药物，他将失去对自己的生活的控制。因此每次摄入药物的时候，我都会让他和他的妻子在笔记本上反复写下一些句子，以此来抵消他这种消极的、先入为主的想法，比如"什么也不会发生""我不会失控，不会忘记我是谁""我将仍是我自己""药物的作用如下……""加油""不要太关注那些感觉，不要去分析它们"……

15天后，阿尔贝托的状态趋于稳定，我们调整了他口头服用的药物，并开始了精神治疗阶段。根据他的人格图式，我对他的性格以及造成他惊恐发作的原因做出了解读，向他解释了皮质醇、恐惧等在人体内产生和运作的机制，之后我们便进入到激动人心的情绪管理环节。我告诉他，如果感到有趣，他可以大笑；如果感到悲伤，他可以哭泣；如果身处情绪充沛的环境之中，比如家庭或朋友聚会，他可以感到幸福，这没什么大不了的。

有一天，阿尔贝托向我坦承：

> "你在帮我稳固我脆弱的性格；一直以来，我都是通过封闭自己的情感来让自己感觉更强大，但是从现在开始，我会变得能感动、能感觉……"
>
> 在冷酷理性的阿尔贝托看来，如果人们放任自己的情绪泛滥，那他就是情绪的奴隶，痛苦或激情都会影响人们做出正确的选择。
>
> 经过一年的治疗，我们慢慢减少了药物的使用；阿尔贝托学会了在高度焦虑的时刻控制自己，虽然他仍然时刻带着"应急药物"，但一年中只用了三次。最重要的是，他开始变得亲切随和、通情达理。

人类在拥有掌控力和理智的时候会觉得自己很强大。让一个人接受自己有错是多么难啊！我们的大脑会发号施令，会试图掌控全局。我们会遵循理性的准则，仅从认知的角度回答问题。近年来，我们的理性已经成了一个"暴君"，它试图掌控一切的欲望催生出巨大的痛苦。我们认为在生活的各个方面拥有安全感就是我们幸福的源泉。稳定的工作、健康的家庭生活、宽裕的经济条件……谋求这些生活支柱的稳定和有保障是合理且明智的。但意外和病痛则会让这些支柱倾倒，让我们的生活变得苦不堪言，让我们的安全感变得遥不可及。不断寻求永不衰落、永不竭尽的物质支持和慰藉来增强我们的人生是一种乌托邦式的做法，这本身就是不可能实现的。

物质主义和理性主义社会的特点使我们自认为能掌控一切：我们怀孕的时间、孩子的性别或学业表现、工作类型、收入和家庭支出、理想的假期、自己和家人的健康或一场完美的聚会。然而，生活告诉我们，怀孕可能是困难的并且会越来越困难，对有些人而言生个小家伙几乎是不可能的，或者孩子的智力水平并不那么让人满意；或许孩子有一些优良品质，而糊涂的我们无从发现；或许我们服务的公司会辞退我们；或许我们的收入和支出过于起伏不定；或许我们准备去滑雪，但是大雪却封闭了公路和机场；或许我们在天堂一般美丽的小岛度假时，尽管并不是雨季却突然阴雨连连；或许尽管我们坚持每天运动、健康饮食、定期体检，但还是不可避免地病魔缠身；或许我们在筹办一场完美聚会的时候却感到极度疲惫、悲伤或厌倦，只想一个人去登高散心……人生正因为它的阴差阳错和难以掌控才丰富多彩，它抵触任何强硬控制的企图，无论我们多么善于谋算，任何试图这样做的人都会陷入巨大的痛苦中。引用一个奴隶在古罗马的胜利者耳边反复念叨的一句话："Memento mori 'recuerda que eres mortal'。"意思是说，无论我们多么灵巧，都不要忽视自身的渺小。我们要学会适当地舍弃，享受今天，享受当下。

对掌控欲持久不断的追寻会使我们丧失享受当下美好的机会，使我们忽视此刻，执着于明天。

如果这种掌控欲体现在控制自己的情绪、精神状态和对他人展露的形象和状态上，会对我们的健康造成极为不利的后果，因为正如我在前文谈到的，"压抑情绪最终会导致崩溃"。

安东尼奥的案例

安东尼奥是一家公司的副总裁。他所在的公司正在与一家国外的跨国企业商谈合并事宜，因此这几周他的工作强度非常大。一天，总裁突然通知安东尼奥参加一场特别的管理层会议。安东尼奥非常敬业，对待工作认真审慎，特别有条理、有恒心。但是他性格内向，不擅长处理人际关系，谈吐自如对他来说是一件非常困难的事，他只有在非常自信的情况下才会有所改善。

到达会场后，他看到30多人围坐在桌边。总裁向大家宣布说：

"几天之前我被确诊了癌症，很严重，但我会努力与之抗争。我需要把全部精力和时间放在治疗上，因此，我希望在我缺席的时间里，公司的副总安东尼奥能够领导和协调合并事宜。"

安东尼奥起身致辞，但是他发不出声音，他"失声"了，就在几分钟之前他还和妻子通了电话。于是他低声解释称自己得了肺炎，这是他想到的第一个借口。他继续说，希望总裁在治疗期间一切顺利，他会在总裁缺席的这段时间尽最大努力统领好公司。

安东尼奥离开会议后给妻子打了电话，说话的声音依然很小，他决定紧急求助一个耳鼻喉科的医生朋友。但在向医生描述病情的几分钟里，他的声音恢复了正常。他不明白到底发生了什么。几天之后，第一次高管会议上，他准备发言时，同样的状况又一次发生了！他说不出话。于是安东尼奥带着两种恐惧来到了我的心理咨询室：一种恐惧是他害怕当众发言，之前便一直如此；但是现在多了另一种恐惧，他害怕在众人面前突然"失声"。

在治疗中，我向他详细解释了如何在发言的前几分钟运用呼吸技巧和重复一系列的信息来放松和缓解恐惧。我在他的笔记本上画出从大脑到声带的神经图式，让他能看到整个过程，帮助他恢复信心。另一方面，我们采用了社会治疗的方式，帮助他战胜自己面对人群的恐惧和羞怯。

在总裁治疗癌症期间，安东尼奥最终顺利地推进了两家公司的合并，他的领导力得以提高，说话的声音也比之前大了许多。

对抗恐惧的治疗

这种治疗鼓励患者表达自己，与引发他们不恰当的焦虑或恐惧的问题进行对抗。这种治疗必须一步步来，让大脑慢慢进行改变，让病人在这一过程中逐渐增强自己的安全感。

在安东尼奥的案例中，对抗恐惧的疗法是这样进行的。有一天，我让他向我的整个团队、他的妻子以及另外一位被邀请者对他所在的公司进行介绍。在那之后，我们还鼓励他在不同的重要场合，比如孩子的圣餐仪式、表弟的婚礼……公开发表一些感想。

对于那些患有广场恐惧症的人，我们通常会建议由一位亲密的、值得信赖的人陪伴患者到公共场所。渐渐地，在这基础之上，陪伴者把患者留在公共场所的某个地方，和他约定在附近的一个地点重逢，并且不断重复这一过程。这种疗法需要患者配合运用呼吸技巧和积极的自我暗示信息。渐渐地，他的大脑会发生改变，身体也将不再传递窒息和焦虑的感觉。

如何呼吸

当我们想帮助一个精神非常紧张的人放松，对他说"呼吸！"时，通常指的是更深、更认真的呼吸。

关于放松的技巧在很久之前就是一个热门话题，有许多相关的研究和文章。大多数人认为放松的方式就是深吸气、缓吐气。这没错，但是让我们尝试用更有效和有条理的方式来进行操作。

首先我们要找到一个舒适的地方，不要太过嘈杂。可以保持微弱的光线，关上灯、百叶窗或拉上窗帘，并放一点有助于放松的音乐。

让我们开始吧：

——坐在椅子上，椅子的椅背要垂直，但要保持舒适。

——从关注身体的感觉开始。先把注意力集中在脚上，感受自己身体的重量，感受垂落在地上的双脚。从这里向上，腿部、胸部、胳膊……让身体慢慢归于平静，享受这些时刻。

——观察自己的呼吸。在掌控和训练呼吸之前，先观察吸气和呼气时腹部的细微运动，然后感受空气出入鼻腔时的变化。

——完成最开始的自我观察和让自己平静下来的步骤后，让我们开始腹式呼吸。腹式呼吸是最有效的呼吸方式，因为它可以让我们肺部下方的区域充满空气，由此更好地吸入氧气。

——用鼻腔深深地吸入空气，停顿几秒钟后，从嘴部慢慢吐气。

安德鲁·韦尔（Andrew Weil）博士创立的腹式呼吸法是最著名的呼吸法之一，他是美国亚利桑那大学整合医学院的院长，曾两次登上《时代》杂志，奥普拉·温弗瑞（Oprah Winfrey）也曾就呼吸法理论采访过他。韦尔博士推荐3-3-6呼吸法或4-7-8呼吸法，数字代表每个环节空气停留的秒数。4-7-8呼吸法的具体操作方式为：

——吸气4秒；

——憋气7秒；

——呼气8秒。

睡前躺在床上的时候进行这种呼吸法也非常有利于调节睡眠。如果你想熟练地运用呼吸法，建议循序渐进地练习，刚开始时一天尝试两次，之后不断增加练习次数。通过这种方式，你的身体、呼吸系统以及交感和副交感神经系统会慢慢地学会自我调节呼吸的节奏。

当你陷入崩溃或害怕失控时，当你压力袭来、身心俱疲时，你可以深呼吸帮助自己平心静气，并在心里不断重复平静和成长的自我暗示，这些方法可以帮助你劈开阴翳，重拾清明。

罗拉的案例

罗拉是一位来自西班牙萨拉曼卡的女士，已婚，有两个孩子，大女儿7岁，小儿子5岁。她现在在政府部门工作，她曾做过教育领域的研究，一直希望能成为一位大学老师。当罗拉来找我咨询的时候，她的博士论文已经写了三年。她说论文基本上已经完成了，但是每次检查的时候都会发现有需要修改的地方。

罗拉讲述说，自己在家也得不到休息，每次下班回家都会发现家里不干净。她雇来打扫卫生和照顾孩子的保姆永远待不过两三周，据她说是因为她们不能有效完成高标准的工作内容。她对自己的工作也要求十分严格，但她从来不能按时完成别人交给她的任务。

在咨询中罗拉为自己的焦虑和压力痛苦不已，几次重复说"我再也受不了"，最近她甚至开始出现失眠、易怒的症状。第二次咨询时，罗拉的丈夫陪她一同前来，她的丈夫表示雇用保姆这件事情简直令他崩溃，谈及家庭时他会这样总结：

"我的太太对整洁过于偏执。"

他解释了他为什么这样说：每次一回到家，罗拉便开始检查一切，她用手指划过家具表面看是否有灰尘，观察熨过的衣服是否有褶皱、是否按颜色分类、是否用特定的方式整理好。从来没有哪次家里的环境能让她觉得满意，这不可避免地给他们的婚姻和家庭生活造成了很大的压力。

作为心理医生的直觉让我立刻想到罗拉可能不是简单的焦虑，而是患有某种强迫症。于是我就这方面展开询问，她告诉我自己每天洗手的次数甚至能达到20次，包括触碰食物后、用现金付款后……在家里她就用水和香皂洗手，在外边她用湿巾擦手。如果丈夫身上的气味不对，她就没办法和他做爱。罗拉总是要求丈夫事前洗澡，并且要求他只能用一种特定牌子的香体剂。在为房子添置家具时，罗拉要求木匠制作柜子的尺寸必须与所收纳东西的尺寸完全一致，她的衣柜要严丝合缝地嵌入房间一侧。她说自己的母亲和祖母也是如此。

我问她："你洗澡要花多少时间？"她回答："大概45分钟。"她自己每周要用掉三大瓶沐浴露，因为她需要觉得自己干净。

我向罗拉解释她患有强迫症，是强迫症让她变成了一个重度的完美主义者。

完美主义者永远得不到满足，永远感到痛苦，因为没有什么能达到他们期望的标准。完美主义者非常擅长发现不足：是否有不干净、不整洁的地方，是否有不协调的地方，墙上、玻璃上或镜子上是否有斑点。罗拉对待工作十分认真谨慎，当领导要求她写一份报告时，她会反复检查确认没有错误，直到最后一刻。对待论文也是如此，因此她反复地阅读、检查、修正错误，结果就是论文永远不能完成。她天生就是一个痛苦的人，生活在她周围的人对待她的态度也会十分谨慎，因为她总在分析缺漏。

完美主义者的特点之一表现在死板僵直，难以改变想法：每当他们考虑一件事情，便一头钻进牛角尖，引发出一大堆难以摆脱的想法，形成恶性循环。在罗拉的案例中，我们采取了一种十分有效的药物治疗来解决这种强迫症，同时在心理治疗方面，我让她在一个记事本上逐步写下治疗的目标：从卫生清洁和整理、对待孩子和丈夫的方式，到那些翻来覆去琢磨最终使她崩溃的念头。

我要求罗拉学会优先处理那些紧要事件，每当她觉得需要完成日常的清洁时，就要不断地对自己重复这样的认知信息："没关系，你现在很好，你很干净，要记得是你的强迫症促使你不停地洗手，不这样做你会感到不安，但是你现在不洗手的话并不会导致任何后果……"在行为方面，我建议罗拉带着孩子到公园去玩，中间不去洗手，一直坚持到回家。

渐渐地，在思想和行为两方面的努力下，罗拉的情况得到了极大的改善。

◆ 扣带回

扣带回是大脑中与执念、强迫心理以及心理僵直相关的区域。丹尼尔·阿门（Daniel Amen）博士将这一大脑区域比作汽车的变速器。扣带回正常发挥其功能时就像汽车驾驶员能够轻松换挡，即人们可以随时改变想法或注意力的焦点。而当我们卡在一个挡位，即一个想法中时，汽车发动机就会运转不良，也就出现了我们所说的精神上的执念。

扣带回这一区域能够使我们预见各种问题的不同解决方式，赋予我们或多或少的灵活性，以及应对每日发生的各种冲突和变化的能力。当扣带回运行不良或过于活跃时，人会变得更加刻板执拗，想法容易钻牛角尖。

认知刻板性的标志是一个人必须让事情按照他希望的方式，在他希望的时间发生。有的人表现出十分明显的刻板性特征，形成了一些特定的习惯，甚至可以称之为仪式。一旦仪式无法完成，就会引发这个人的失控反应。极度刻板的人需要时间、房间秩序、计划等完全符合他的期待或意愿。完美主义者还表现出另外一种特征——凡事必须做到尽善尽美。

◆ 刻板人格的另一亚种——消极主义者（Negaholics）

我们都拒绝过电话推销员，也有过别人无缘无故地拒绝我们的请求的时候，我们身边总会有一些人不能与我们达成一致，我们也都接触过难以接受别人的建议或意见、不愿做出改变的人。

谢莉·卡特-斯科特（Chérie Carter-Scott）博士认为，"消极主义者否定成瘾"。他们在任何情况下都会表现出一种根深蒂固的、自发的、毫无道理的消极情绪，无法接收到事物积极甚至中性的一面。他们看待现实的角度是消极的、否定的，他们的言语中永远充斥着抱怨和遗憾。

他们的消极言论和态度的累积会严重危害受其影响的人，他们的消极想法会导致破坏性的言论和行为。他们被称为消极主义者——他们难以向前发展，因为心理上的悲观主义和毫无道理的恐惧使得他们甚至抵制自己的梦想。他们活在持久的痛苦之中。

这种消极主义态度会影响人际关系，消极主义者难以赞美他人的成功，他们始终寻求用言论、表情和行为打击他人。与这种人相处并不容易，他们会"毒害"周围的环境，他们身边的人最终会希望远离他们。

消极主义者的形成原因是多种多样的：有些是因为没能克服的痛苦遭遇，有些是因为经历了一段创伤。痛苦过后，这些人变得尖酸易怒、性格扭曲、心理崩坏或陷入消沉。这一类患者康复的关键在于他们自己要走出痛苦，尽早地寻求他人的帮助以及认识到自己内心的消极主义对生活造成了严重的损害。哈佛大学的一项研究显示，75%经历过悲剧的人两年之后他们的身心健康会得以恢复。这至少说明，科学证明我们经历痛苦之后仍然可以成为一个乐观主义者。

"时间疾病"

休息也是工作的一部分。

——约翰·斯坦贝克（John Steinbeck）

当今时代，生产力和效率成为人类最大的追求，我们称之为"时间的商品化"。

如何提高速度，如何更好地利用时间，与之相关的一切都受到了人们的热烈追捧，这造成怎样的结果？这导致更大的压力出现并成为一种危害极大的慢性恶疾，蔓延至社会的各个方面。

时间是最平等的一种存在。每个人每天都拥有24小时，每个人不仅能够决定如何填满自己的一天，而且能够感知时间。人类根据规划时间的方式来定义自己以及自己的人生。将时间打理得井井有条的人会感受到时间的增多，因为"秩序是理性的乐趣"。如果做到这一点，我们便能够区分两种极端：一种是浪费时间，生活空虚进而导致人抑郁；另一种则是"时间疾病"。谁身边没有不放弃任何一个计划，提前很久便对所有时间进行规划，用各种各样的事情填满每分每秒的人呢？这样的人应该小心，他们的生活最终会变成一场奔赴前方的逃亡。不要忘了，匆忙疾驰的旅途中，我们会难以静下心品味生命中美妙的经历。而缺少了平和宁静的瞬间，你的生活也将不会完满。

我深切地觉得真正意义上的休息正在慢慢消亡。如今出现了一种新的病症："时间疾病"，也就是时间引发的疾病。格雷戈里奥·马拉尼翁（Gregorio Marañón）曾说过："速度是一种美德，但却造成了一种弊病，即匆忙。"我们深信，更快的速度能够给我们的生活带来更多、更好的结果。当我们想约别人见面时，如果收到的回复是"我没时间"，我们会认为这是正常的，我们对此习以为常。

速度已经成为生活的主旋律，遍布我们生活的每个角落，今天，此刻。我们甚至等不及下周才能看到连载小说的新内容，火车晚到目的地15分钟我们便要索赔。

谁不曾在周日下午感到悲伤？我把这称作"黑暗的周日"，这种现象在周中生活忙碌的人身上特别明显。周五和周六他们辗转于不同的场合寻求排解，很多人喜欢沉迷于酒精。等到周日，很多人感到生理和心理上双重的疲惫，希望周一赶紧到来。他们就像赛道上的马，周复一周疲惫地奔向终点，却不懂得如何停歇，停下来会让他们产生焦虑、罪恶感、空虚和悲伤。

当代人似乎不得不在"一场集会"后寻找一个借口才能脱身，享受片刻的空闲和安静。评论一个人空闲、不忙是不合适的。这会导致什么？会导致你的朋友突然给你打电话，十分严肃又忧虑，说自己出现了肌肉问题、偏头痛、心跳过速、焦虑甚至心脏病，并告诉你："我的医生建议我休息。"

只有这样，人们才开始重新规划生活，生活的各个重要方面也重新得到了应有的重视。

佛朗西斯科的案例

佛朗西斯科是一家跨国公司的领导，他很年轻的时候就以优异的成绩通过了律师考试。从那时开始他的事业便一路扶摇直上：开始时在行政管理部门，后来投身私企。某段时间致力政界，但也没有百分百投入。总的来说，他热衷于多个领域：政治、历史、哲学，当然还有法律，他还喜欢写作……因此，佛朗西斯科每天从早到晚都安排得满满当当。

每当他闲下来的时候，会感到十分不安，因为他喜欢时间得到充分利用的满足感。每当与家人吃早饭的时候，佛朗西斯科总会问及他们当天的计划。他的孩子们每天放学后，会在学校参加各种学业以外的课程：音乐、汉语、英语、美术、运动，除了周五下午，佛朗西斯科希望孩子们用这段时间整理房间和玩耍。周末他总是有完备详尽的计划：去沙滩、登山、参观某个城市……他的妻子始终"活在他身后"，很多次她坦承自己无法跟上他的脚步，需要休息，但是佛朗西斯科回应必须好好利用生活，他们这样的状态是最好的。

但佛朗西斯科开始感到担心，因为自己开始出现睡眠不好、偏头痛甚至眩晕的症状。他没有空余时间，在艰难地调整自己的日程之后，他去看了医生。医生给他开了几种药物，但见效甚微。他长久地活在与时间的斗争里，失去了享受闲暇的能力。

佛朗西斯科的家人来寻求我的帮助，他们表达了一个非常具体的请求：

"让他停下来，什么也不要做。"

但佛朗西斯科本人表示自己并不想停下来，他的性格如此，一旦停下来他会感到不安，因为他不知道如何放松地生活。

针对这种焦虑，我给他开了一种剂量很小的药物作为基础治疗手段；第二天，他打电话来说自己在办公室睡了一个好觉。当他发现自己有点闲下来的时候，他的身体反应好像摄入了大剂量的镇静剂。

我告诉他，他不懂得如何活在放松的状态里。他自己也承认每当感到自己放松时会产生焦虑，只有投入某件事情才能得到缓解。在这一案例中最重要的不是教他如何放松，他不能进行瑜伽、冥想或其他帮助放松的活动，因为这会导致他心跳过速，而是要让他意识到自己需要休息。

意识到这一点，我们称之为"顿悟"，这是治疗的第一步。第二步，他要学会进行某种锻炼，这不仅仅要让他动起来，还要让他学会失去"时间感"和放松下来。这非常困难，因为佛朗西斯科内心有强大的阻力：他一直被教育精准严苛地利用时间。因此，预后如何并不确定。

治疗已经持续了几个月，佛朗西斯科的情况逐渐好转。他已经和家人度过了一些随心所欲的时刻，享受什么也不做的状态，这在之前是难以想象的。

我们要学会停下来，停下来去看、去欣赏、去享受。你是否注意到，人只有停下来才能真正地观察和欣赏？匆忙疾驰的人不会感受到美丽的存在。我们需要为优美的风景、一场日出、一本引人入胜的读物而雀跃，需要停下来欣赏藏在路边的一个村落，倾听一首唤起心中情感的歌曲，我们需要不带任何虚度光阴的罪恶感去放松地生活。这样我们才会收获健康、享受、幸福和更高的生活质量。

雅克·勒克莱克（Jacques Leclercq）在1936年布鲁塞尔自由大学入学演讲中曾说：伟大的哲学家勒内·笛卡尔在几个月的休息后确立了自己的梦想和世界观；牛顿坐在一棵树下发现了物理学最重要的原理之一；柏拉图在阿卡德摩斯的花园中建立了哲学的支柱。他们中没有任何一人是在疯狂的生活中获得自己的发现的。

独处、休息、静默、走走停停是创造和想象的关键所在。如果我们都生活在过度的压力之下，全速奔跑运转，这个社会将走向何方？疯狂的生活意味着支配我们的是周遭环境，而不是我们自己。

倾听内心的声音是自我认识和自我升华的开始。然而我们内心的声音在喧嚣的生活中并不容易被听得到，我们频繁地查看钟表，却从不给这一重要的事情留时间。我们应该学习拿出周日的下午，撇开手机和钟表，不要担心错过一个电话、一封邮件或一条新闻。你不需要24小时全天在线，你要尝试"丢失"一小部分时间来获得内心的平静和安宁。

不要试图抓住太多，你要学会舍弃。你要活在当下，时不时拥抱大自然，亲近沙滩、海洋、高山。你将会从中获得真正的充实感。当然，不要弃置个人规划。你要学会计划，设立以供参考的基准，但要享受每一个独特的、渴望的、激动人心的时刻。

数字时代

我从墨西哥回来时，在报纸上读到了一条爆炸性新闻，让我震惊不已："脸书（Facebook）承认玩弄数百万用户的心理。"这件事发生在美国费城的一次医疗活动中，脸书的联合创始人肖恩·帕克承认他的公司创立的目的是"探索人类心理的脆弱性——社交认证的反馈"。他们在搭建这一社交网络的初衷是让用户在社交网络上花费大量的时间，因此在软件中设计了"点赞"（like）这一按钮。

当我们得到一个"点赞"时，我们的大脑中发生了什么？

让我们深入研究这一精神过程和数字过程。作为情绪和行为的研究者，我们明白广泛存在的电子屏幕，包括互联网、社交网络、视频和各种各样的软件，都在深刻地影响着我们相互联系的方式、我们处理信息的方式——记忆、注意力、多任务处理能力、教育、动机……以及长远来看，我们的幸福。

当今，一些公司和程序员致力于让人们在他们设计和生产的产品上花费尽可能多的时间。他们的这种努力是有意的，也就是说这些设备和产品的生产者十分清楚人的大脑在电子屏幕和互联网技术面前是如何运转的，他们由此制造出令人上瘾的产品。

确实，层出不穷的设备和多种多样的软件在设计之时便被赋予了成瘾性。理解这一点无论对个人还是父母和教育者都至关重要。我来具体解释一下。

多年之前，人们便已经发现所有的"瘾"都具备分子和生理基础。酒精、可卡因、药片、大麻等"毒品"，赌博，游戏，色情出版物……都受同一种激素调节——多巴胺。

多巴胺是掌管愉悦的激素，负责调节大脑的犒赏系统。在人们进行享乐活动（性爱、酒精、毒品或社交网络）时或事先发挥作用。很多时候多巴胺能够把愉悦感提前，激发动力。有时候它会使人们在事后产生一种空虚感，促使人们在很短的时间内再次产生消费该产品的需求。对可卡因、性爱或社交网络上瘾的人自身的注意力会受到极大的损害，由自我控制力调节的意志也会紊乱，长此以往，上瘾的人会感到强烈的悲伤和空虚。

脸书的联合创始人在费城的活动中承认了什么？他的原话是："当人们收到一个'点赞'时，便受到了多巴胺一次小小的刺激，激励他们上传更多的内容。"

这意味着很多现代企业不仅在寻求传统的市场，还尝试联合心理学、神经生理学和神经科学，捕捉你的思想和注意力，以生成更多的内容和数据，拥有更大的能力来支配你购买的、看到的东西，以及你的决定和行为。

毒品的作用基础在于激活大脑中的相关组织，使我们产生对毒品再次和长期的需求。大部分具有成瘾性的产品要么被禁止，要么受到管控。然而我们没有意识到的是，现在的孩子们从幼年开始就完全暴露在数字世界中，缺乏约束和限制，他们的心理、信息处理方式、应对失败和情绪的能力都很有可能受到深刻的影响。

从童年和青少年时期开始，人们在面对人生起落、失败和空虚时便会寻求"脱身之计"。现代的儿童和青少年陷入冲突、感到无聊或压力重重时，他们会寻求电子设备的慰藉。他们中有些人的大脑习惯了一旦需要付出努力，便转而投向电子设备、社交网络或互联网以寻求逃避。我们处在一个信息和刺激过剩的时代，这种刺激的过剩与人们对信息和物质产品甚至虚拟产品的过度消费密切相关。当一个人不能达到自己想要的目标时，便陷入了一个失败的循环，这种失败的循环建立在许多青少年性格的脆弱性上，他们缺少努力拼搏的能力，也正因如此，众多的教育问题和一些心理问题由此产生。在心理咨询中我遇到了大量的青少年消极低沉、对生活毫无憧憬和期待，无法激发自己的兴趣和动力，这让我惊讶不已，也担忧不已。不要忘了，能真正让我们人类得到完全的充实感的两种事物：一个是爱人之间、朋友之间或家人之间的爱；另一个是职业上的成就感，而这两大生活支柱无一不是建立在努力、恒心和耐心的基础上的。

科技的进步以一种令人印象深刻的速度前行着，阻止着社会停滞不前，也阻碍着人们反思这些进步对我们的精神、身体和生活产生了怎样的影响。当我们完完全全受其影响，并发生了一定的改变时，我们才试着探出头来，从某个视角对眼下这个新世界进行观察。对这个问题，现在诸多领域皆有发声，我们中很多人在扪心自问：是不是已经太晚了？我们造出了怪兽，但现在却无力制止它。硅谷的程序员们开始把自己的孩子送到几乎没有电脑的学校，我们正在失去什么？

科技贡献了巨大的利益，所以我们必须学会重新利用它。每个人都应该谨慎地决定如何掌控自己的注意力：先考虑将我们的时间投入什么事情，之后进行实际检测，看我们投入的程度有多深。互联网及其衍生品具有极其强大的优点，使我们的生活在多个领域变得更加便捷简单，但是使用不当会对我们的心理和行为造成危害。

在科技中成长不会让我们变得更加聪明，但可以确定的是，科技使大量活动开展得更加容易，最重要的是，它使我们的大脑养成了一项新的技能——多任务处理能力。神经科学称之为"注意力的不停转换"，意思是说大脑专注于一件事情几分钟或几秒钟，之后转向另一件，再之后转向另外一件。如果有两件事情牵扯到同一个大脑区域，那么大脑就不能同时处理这两件事情。比如我们在读书的同时，试图集中精力去听一首英文歌的歌词，那么两件事情我们都不能百分之百完成。注意力的集中点发生了转换，因为这两件事情是同一个大脑区域在发挥作用。

当我们同时处理多项任务时，大脑虽然表面上能捕捉到大量信息，但是却不能够记住它们。斯坦福大学的社会学家克利夫·纳斯（Clifford Nass）是研究注意力缺失和多任务处理之间关系的先驱者。他的研究证实，同时处理多项任务的人，包括打电话、回邮件等，效率会更低。虽然他们确实可以更加灵活地转换注意力的焦点，但这会导致工作中记忆的断裂。如果任其普遍化发展，我们最终会生活在一个表面上接收大量信息，实际上难以吸收知识的社会里。

对此，德国萨尔大学的研究员B.埃平格、J.克雷、B.默克以及A.梅克林格发布了一项有趣的研究。其结论是，当我们的大脑在多项任务之间转换时，大脑回路会在转换的间隙中停顿，因此对信息的处理会耗费更多的时间，效率也会随之降低，这种降低程度甚至会达到50%。

21世纪是一个刺激过量的世纪，新技术的发展导致数量庞大的数据如浪潮般涌入我们的感官，特别是眼睛，我们的大脑不得不接收且处理这些繁杂的数据。过多的刺激会导致严重的后果，儿童和青少年对这些刺激习以为常之后，往往需要更加强烈的刺激才能被触动。这会消磨他们的兴趣、好奇心以及学习比数字世界的诱惑更加深厚的事物的意愿。任由发展的话，他们会变得萎靡消沉，创造力和想象力逐渐衰竭。不仅如此，自童年时期，孩子们便不停地从一种刺激跳跃到另外一种刺激，他们习惯了高强度的生活节奏，难以享受宁静和淡然。

不要忘了，只有那些能够专注于真正渴望的事物，能够坚守目标的人才能在生活中取得成就。我们的注意力在大脑的前额叶皮质形成，这一区域掌管人们的意志力、自我控制能力和对任务的规划能力。我们必须从小训练这一大脑区域，它是大脑最重要的部分之一。

我们来看一下人要如何锻炼前额叶皮质这一区域。

从看到光的那一刻起，婴儿便开始释放自己的注意力；几个月大的时候，婴儿的注意力会集中在有光、声音或移动的地方。教育的挑战在于让孩子把注意力放在静止不动也不发光的事物上，包括纸张、写字、阅读、作业等，在于激发他们的意愿和兴趣，让他们能够自愿集中注意力去完成任务。如果这时候我们给他们手机、iPad 或电视，他们的注意力会重新回到"光—移动—声音"模式。这并不是前额叶皮质的进化，而是明显的退化，因为孩子们受到刺激和做出反应的模式与他们婴儿时期如出一辙。唯一的区别在于，声音变得更加强烈，光和移动变得更加眼花缭乱。

青少年需要学会凝聚注意力，学会健康地锻炼大脑的前额叶皮质区域。过度沉迷于电子设备阻碍了他们的这一区域正常发挥其功能，造成了青少年的注意力和凝聚力的缺失。著名的多动症，又称注意缺陷多动障碍与这一点有密切的联系。被诊断为多动症的青少年难以集中精力和注意力，他们对失败的容忍度极低。电子设备的长期使用为孩子们提供了令人满意的、轻易且吸引人的多种选择，但也使他们难以为电子设备之外的事物付出精力。

线下教育对儿童和青少年很有必要，特别是在情绪和社会层面。克利夫·纳斯指出："面对面交流是学会读懂他人情绪的最佳手段。"不要忘了，情商是取得人生成就的关键之一，而电子设备是这方面最差劲的教育者。这些设备使孩子和其周围的环境隔绝开来，阻碍他们理解情绪、与人交往、感同身受，剥夺了他们通过眼神表达情感的能力，他们只能通过键盘或屏幕与人交流。现在的青少年已经不懂得如何通过注视对方的眼睛来表达情感，我们应当教育孩子们通过注视谈话者的眼睛来品味生活、情绪和人际关系。

相比大自然、人群和现实社会，青少年更容易和电子设备、社交网络或电子游戏建立联系。我们不是在否定科技，也不是在否定数字领域的进步，而是要懂得审慎地、适度地让这些进入儿童和青少年的生活，教会他们自己控制对这些设备的应用及其内容的接触。教育的第一步必须是与现实、与人们的情绪和自然建立联系，只有这样，我们才能做好充分的准备，逐步深入数字世界。

第 8 章

如何降低皮质醇水平

运动

　　对抗压力、焦虑和抑郁最有效的方法之一就是有规律地进行运动。运动能够促进血清素和多巴胺的生成，这两种激素能够减缓人们的焦虑，帮助人们对抗抑郁。

　　注意！在进行一些特别艰苦的运动锻炼时，皮质醇水平反而可能会升高，因为人体会将其识别为一种威胁。

　　在进行高强度运动的情况下，人们体内的皮质醇水平不仅不会降低，反而会升高，皮质醇水平在进行这类漫长而艰苦的运动30～45分钟后达到峰值，之后逐渐恢复到正常水平。问题是，很多情况下我们没有足够的时间来克服皮质醇水平下降的障碍。因此，人们要到达放松的目的，进行舒缓、低强度的运动更加合适，比如瑜伽或普拉提，或仅仅是散步。生物化学家爱德华·希尔（Edward E.Hill）2008年在《内分泌研究杂志》中发表了一项研究，结果显示，运动强度达到40%足以降低皮质醇水平。此外，如果是在乡间或室外运动，远离大城市的噪声和污染，对人体的裨益会更显著。

　　运动的环境十分重要。2005年由英国埃塞克斯大学生物科学院博士朱尔斯·普雷蒂（Jules Pretty）领导进行的一项研究发现，在乡间或户外进行体育运动，他们称之为绿色运动，与在体育馆或城市街道等相比，这种运动会产生更显著的心理裨益。研究中，每20个被试者为一组在跑步机上跑步，同时在他们面前的墙上投射图像。其中四个组投射的图像是四组不同的画面：令人愉悦的乡村环境、令人不适的乡村环境、令人愉悦的城市环境和令人不适的城市环境。同时还有一组对照组面前不投射任何画面。运动开始和结束后研究人员分别测试了被试者的血压，并对其自尊和情绪状态这两方面做了记录。研究证实，投射令人愉悦的图像，无论是乡村的还是城市的，对被试者的自尊和情绪状态有十分显著的积极效果。

自然和生物能够促使大多数人产生幸福愉悦的情绪状态，因此居住的社区环境中拥有绿地对我们的心理健康至关重要。大自然能够帮助我们对抗可能已经存在的心理疾病，帮助我们更好地集中注意力和更清晰地思考。

仅仅欣赏大自然就能够带来有益的效果，欧内斯特·摩尔（Ernest O. More）在1981年已经证实了这一点。他发现，在从牢房的窗口中能够望见附近农场的囚犯的生病率低于那些牢房窗口面向监狱院子的囚犯。同样，罗杰·乌尔里希（Roger S. Ulrich）在1984年的一项调查中发现，位于宾夕法尼亚州郊外的一家医院里，病房窗户朝向自然风景的病人术后留院恢复时间会更短。欣赏自然风景对人们是有益的，在自然环境中运动锻炼效果会更好。密歇根大学医学院家庭医学教授萨拉·沃伯（Sara Warber）博士2014年在《生态心理学》杂志中发布的一项研究表明了组团到户外散步对人们的有益影响——能够减轻他们的压力、抑郁和负面情绪，同时增强他们的积极情绪，促进心理健康。

运动会促进大脑对海马体的掌控和平衡。情绪紊乱会导致海马体缩小，干扰杏仁核正常发挥其功能。

综上所述，适当的运动和尽可能亲近自然能够降低我们体内的皮质醇水平、改善免疫系统，帮助我们对抗压力、焦虑和抑郁。

应对"有毒"的人

学会正确对待那些"有毒"的人，让你的身边充满"维生素人"。

我们几乎都会遇到一两个这样的人：他们仅仅出现在你面前，甚至仅仅在脑海中想到他们，我们就会感到心烦意乱。

或许你不假思索就能知道这个人指的是谁。通常情况下，造成这种负面印象的原因是在你生命的某个时刻，这个人对你产生了极其恶劣的影响或冲击。

"当我和他在一起的时候感到很糟糕。他让我觉得不舒服，让我表现出自己并不喜欢的一面。不论谈的话题是什么，他的言论总流露出一丝轻蔑，尽管十分细微。我不知道是我自己的原因还是他无中生有。我不知道这是不是出于妒忌……但是在他身边的时候我总觉得脆弱不安，只有离开之后才能放松下来喘口气。尽管如此，我还是离不开他，尽管我知道自己应该和他保持一定的距离。这种情况慢慢改变了我的性格，让我痛苦又悲伤。"

这个人可能是我们的伴侣、父母、老板、同事、亲戚、邻居、朋友……这个人的出现、行为或人际交往的方式让我们感到不适，并且让我们长期心绪难安。

他们是"有毒"的人，具有各种各样的特征：善变的、善妒的、偏执的、不成熟的或神经质的。无论是哪一种人，他们都会不停地对我们的生活、决定和言论指手画脚，有时候几秒钟之内就能扰乱我们的心绪。他们自认为有权对我们，特别是我们的言行妄加评论，因此我们很难和他们建立良好、健康的关系。有时候我们会感到十分懊悔，让明知如此的人进入我们最亲密的人际关系圈子。

"有毒"的人会变成你生活的观众，自我赋权对你的一切评头论足。

"有毒"的人是操纵人心的专家，懂得如何精准地抓住受害者的脆弱点。从定义上来讲，他们会长久使受其所害的人感到窒息。在这些人中，有些人是故意为之，也有些人则相反，他们并没有意识到自己对身边环境造成了恶劣的影响。有的人只是心情不好，对他人表现出愤怒和冷嘲热讽，还有的人则是长期规律地向受害者释放他全部的"毒害"，我们不要混淆这两者。

从原则上来讲，这种"有毒"的人不会给我们带来任何的积极影响。但如果"有毒"的人存在于夫妻或家庭关系中，容易出现一种依赖性现象，阻碍我们发现和承认其存在。我们会进行自我劝服，说服自己他们并没有扰乱我们的内心平衡，甚至出于对孤单的恐惧，我们会坚持维护这段"有毒"的关系，这会导致哪怕出现极端情况，我们还是会选择容忍。

摆脱"有毒"的人对我们影响的关键在于我们对他们的态度。我们必须做到不让他们侵入我们的内心世界，尽可能避免他们横加干涉我们的生活以及影响我们做决定的能力。我们的最后一道屏障——永远保持自己做决定的自由，可能会受到我们"情感的吸血鬼"的阻碍，他们用或真实或虚假的手段玩弄我们，来击溃我们的意志。

那些任由自己被"有毒"的人伤害的人最终会表现出焦虑、抑郁、愧疚、依赖的症状，并导致自尊心的不断下降。

应对"有毒"之人的六个关键：

1. 谨慎对待这种人

他们会在任何情况下利用他们所知的信息影响你或伤害你。真正爱你的人会为你的成就感到开心，懂得在困难的时刻支持你。要识别出这种伤害你的人，避免提供给他们你生活的信息。

2. 忽略"有毒"之人的评价

忽略他们的评价，这样你便不会受到他们言语评论的伤害。淡化他们的言行对你的重要性和影响，他们对你的影响取决于你自己。你不需要与他们发生直接对抗，要学会穿上一件"精神雨衣"，阻隔那些轻蔑的目光、讥讽的评论或尖刻的批判。你要扪心自问：我真的希望那个人在我的生命中占这么重的分量吗？

3.尝试忘记那些"有毒"的人

你要慢慢地远离他们，或者直接体面地离开。有的人进入我们的生活，让它变得更美好；有的人却与之相反，他们的离开才会让我们的生活变得更好。

4.如果"有毒"的人构成了你生活中的一部分无法远离，那就学会与之共处

如果这个人在你的生命中占一席之地，那你就要学会适应，不要重复无谓的挣扎。接下来你要诚实地问自己，这个人是一个"普适的有毒者"（对全世界释放自己的"毒害"），还是一个"针对个人的有毒者"（仅仅影响你）。

你完成这一步后，第二步在于分析这种毒害的根源。你尝试分析在与这个人打交道时引发你内心不安的原因，也就是说，你看到那个人的时候内心发生了怎样的变化？是否产生了卑微感、脆弱感，还是愤怒、狂躁或害怕？你要尽可能成为你自己的心理治疗师，甚至可以用纸笔分析，并尝试进行诊断。试着从你的角度去理解那个"有毒"的人，他经历了什么？为什么他要这样对你？

"理解是减轻痛苦的良药"，这句话我之前已经提到过，对我深有裨益。多少次，在理解了他人的遭遇，他们的生平、创伤或问题之后，我们能够生出同情之心，从而使我们自己也摆脱痛苦。

5. 大胆地选择原谅

一颗愤懑的心是难以感受到幸福的，原谅通常才是最好的慰藉。比如，在路上开车时，旁边车辆的驾驶员突然进行了一个危险操作，我们可能会破口大骂，但这样做并不会让我们平静下来，只会让我们体内的皮质醇水平持续升高。如果我们试图感受那个驾驶员的焦虑不安，生出同情之心，并选择原谅他，这会让我们的心情逐渐平静下来。

6. 亲近"维生素人"

"维生素人"能够对我们的心理和生理产生和"有毒"的人完全相反的效果，他们能够瞬间让我们的心情变得愉悦。我建议我们的身边要有这些友善乐观、目标积极的人相伴，他们能够促进和丰富我们内心的平衡。"维生素人"永远有能力让我们感受到生命的快乐，我们要尽可能取得这种人的陪伴。

与痛苦者相伴会让痛苦相互传染。如果你在脆弱的时刻去寻求"有毒"之人的慰藉，你会陷入崩溃，心情会变得更糟糕。当你面对"有毒"之人时不再感到脆弱，你便赢得了通往幸福途中一场重要的战役。

积极想法

　　我整本书都在讲述训练我们的想法的重要性。下面几点具体的方针能帮助我们抑制各种消极想法，消解或疏导每日纠缠我们的担忧和焦虑。

　　享受生活要求我们能够弱化消极事物对我们的影响，并懂得从微小的事物中获得愉悦。长期生活在警惕、痛苦或悲伤的情绪中，我们会难以维持内心的平静和平衡，而这是到达幸福的必要条件。大多数的不安都来自一堆琐碎的担忧，它们不断累积，最终使我们的内心陷入混乱。

　　为了避免这些担忧，我们需要用积极的、有建设性的想法和事情来取代它们，用计划、爱好、人际交往……把自己填满，脱离那个让我们时不时无意识陷入恐惧的恶性循环。我喜欢凡·高的一句话："如果内心的声音对你说，别画了！你要更加努力地画来让这个声音闭嘴。"

　　有一种内心的噪声我称之为"思想中的评论员"。这种噪声不停地对我们遇见的各种事物、身边的环境以及我们周围的人进行评论，它和我们的个人判断力、内心的批判以及失败的经历密切相关。消除这种噪声能够帮助我们恢复内心的平衡。在心理治疗领域，我针对这一问题做出了很大努力——阻断和抑制这些使我们崩溃的消极想法的浪潮。

消极想法对身体的恶性影响会持续数小时。陷入消极想法会导致痛苦，破坏人体的良性运转。

一些缓解忧虑的"简单"建议：

这些建议的基础在于重塑大脑以及大脑中无意识出现并一遍遍回想最终导致我们崩溃的那些想法。应当意识到你的想法是"真实且存在的"，尽管很多想法是不能被听到或感受到的，但它们仍有能力扰乱你的内心。

——使我感到不安的事重要吗，还是无关紧要？暂停一两秒思考一下：会不会是我的大脑在骗我，夸大或扭曲了事实？要接受那些想法并不都是事实，有时候是真的，但很多情况下它们都与事实有偏差。

——这些想法使我产生了怎样的情绪？在了解人格图式的基础上进行分析，我今天的情绪状态如何？造成情绪低落或敏感的可能原因是什么？（梦境、药物、疲惫、外部环境……）

——观察每种消极想法对你身体产生的影响。要意识到这些有危害的想法是如何影响你的身体的（心跳过速、身体出汗、头痛、肠胃紊乱、肌肉痉挛……）。

——不要把每一种消极想法都用语言表达出来。人是沉默的主人，是言语的奴隶。在表达自己的情绪之前先暂停一下，仔细衡量自己要说的话会产生怎样的后果。

——我之前有战胜过这样（或类似）的忧虑吗？当时第一步是怎么做的？

——不要妄加揣测他人的想法："我确信他们是这样想我的……"你的猜测可能只是捕风捉影，不要妄下定论。

——用积极的言语与自我交谈。暗示自己一些有凭有据的、能够帮助自己增加安全感的言论。

——感受这种积极情绪，让它传达到你的身体，帮助你舒缓放松。

——抓住当下，抓住改变此时此刻的能力。

——要有远见。放平心态，看淡忧虑，想想你现在觉得至关重要的事情在一年之后是否还那么重要。

——如果你正在被无意识的消极想法所支配，不要做出任何举动或回应。你要等一等，给自己一个机会。你的语言能够产生变化，比如会用"挑战"代替"问题"，用"第二次机会"代替"失误"。要运用积极的言语，比如"高兴""平静""希望""信心""激情""憧憬"……

——在任何情况下都要着眼于积极的一面。任何情况都能从问题的角度评价，也能从解决措施的角度评价。想一想托马斯·阿尔瓦·爱迪生（Thomas Alva Edison）和他的至理名言："我不曾失败，我只是发现了999种不能做出电灯泡的方式。"

——在大脑陷入混乱时刻的一个小小建议：把你脑海中的狂风暴雨写在纸上并试着反驳它。比如，"我的嫂子讨厌我"。之后试着反驳这种想法："今天她过得很糟糕，但总的来说她对我并没有那么刻薄。"这可能是一种自我欺骗，但久而久之，这种简单的练习会对你的身心产生积极有益的影响。

要让你内心的声音支持你，而不是妨碍你。注意不要自我抵制，否则可能会让你在开始追寻你的目标之前就走向失败。

冥想/正念

人类的内心最深处蕴藏着强大的治愈力量，其作用机制我们尚不了解。我指的是人类健康的自省、冥想和祈祷，这些过程能够让大脑调节我们的身体。在这里我推荐马里奥·阿隆索·普格（Mario Alonso Puig）的书《休息片刻：正念》，这本书对正念的历史和发展做了精彩的讲述。

◆ 何为正念？

正念指的是我们的全部注意力凝聚于此时此刻，这是一种有目的地观察自我意识的艺术。这一概念源于佛教禅修，其关键在于完全专注于此时此地。

练习正念并不容易，因为这实际上与人的直觉相悖，且需要我们的思维具有很强的开放性。它指向我们的精神层面，有时候与惯常指引我们生活的逻辑相背离。然而，正念并不是一种故弄玄虚的宗教，它没有任何神秘或玄幻之处，就像一场精神检查，目的是探究致使我们精神生病的原因和治疗方案。近年来，越来越多的科学研究逐步证实了冥想，特别是正念对人类身心的积极作用。

　　一些研究表明，身怀信仰（无论是什么信仰）、生活在忠诚和宁静中的人，会面临更少的压力。其原因可能有多种，但我们可以猜到的是：生活有意义，有可供依赖的团体，有目的和方向……以及有祈祷/冥想作为对抗困难和问题的方式，我们会更有可能收获所渴望的内心平衡。

　　几年前，我曾在英国伦敦国王学院医院的精神科工作。研究员丹尼斯是我当时的同事，也是我的老师，他当时正从事一项关于冥想和身体健康——具体来说是和人体发炎反应相关的研究。我记得有一天在医院餐厅吃饭的时候我问他，佛教禅宗、正念、基督教的祷告、犹太教的祷告等是否也有相似的效果。他的回答十分明确："是的，所有这些都与两大要素相联系——接受和放弃。"他向我解释，祈祷和其他几种冥想方式存在的问题在于人们常常带着痛苦去祈愿、去请求、去祈祷，因此，这样做不但不能缓解他们的痛苦，反而会加深惶恐不安。

　　投入一点点时间全神贯注到我们当下的感受中，这能够使我们赢得时间，提高各方面的效率，更好地集中注意力，改善学习新事物的能力和创造力。正念训练其实是在锻炼我们的大脑，就像体育运动实际上是在锻炼我们的肌肉一样。

　　正念的关键在于全神贯注到此时此刻和自己的感受中，以此释放消极想法。而祷告还多了一重至关重要的意义，祷告意味着为存在赋予了一重精神意义，除了具备正念的优势，还多了对至高无上的"神"的信仰和对一切经历皆有意义的坚信。

宗教信仰能够强化我们对人际关系的关注，显著地增强我们的同情心以及爱他人和原谅他人的能力。

◆ 正念与企业

如今企业界认为正念十分重要，因为现已证实当我们同时做多件事情的时候会耗费更多的时间、犯更多的错误，并且容易遗忘。而当我们全身心投入一件工作则会提高工作效率，做出更精准的决策，与同事的合作也会更有成效。

同样有研究对正念在商业界中的有效性做了测验。纽约的乔·卡巴金（Jon Kabat-Zinn）教授在1979年通过美国麻省大学医疗中心开展了为期8周的正念减压项目，其结果十分具有说服力：正念训练使人压力下降、工作活力增强。与此同时，人们发现，与未参加正念训练的对照组相比，正念训练的参与者负责调节杏仁核活动和刺激副交感神经系统的大脑左前额叶活动增强，并且在面对一种流感病毒时，该组参与者生产抗体的能力也更强。

◆ 正念与免疫系统

近年来，南加州大学凯克医学院的助教戴维·布莱克（David S. Black）先后发表了多项关于正念对健康的积极作用的研究。

他根据免疫系统的五个参数：循环和刺激的炎症蛋白、细胞转录因子和基因表达、免疫细胞数量、免疫细胞的衰老以及抗体反应，完成了以探究正念影响为目的的随机对照试验的第一次全面复核。研究发现了正念一些十分有意思的作用：造成炎症特有标记物的显著减少，而我们都知道炎症对健康的危害；辅助性T细胞增多，这种细胞就像免疫系统中的"将军"；以及端粒酶上端粒的延长，酶活性增强。这些研究只是一个开始，但已经取得了振奋人心的结果。

要积极主动地去进行冥想/正念。不要怀疑自己和生命的领悟力。首先学会在平静的时候，在没有压力或危机的时刻集中注意力呼吸，慢慢地训练你的大脑。对外关注你周边的环境，对内寻求与自己的本质建立深刻的联系，终有一日你会发现一个绝妙的世界。

Omega-3

我所有的患者、家人或其他和我打过交道的人都知道我是摄入Omega-3的忠实捍卫者。这一切源于几年前，当时我的牙龈出现了严重的问题，我饱受其苦，与我亲近的一位营养师建议我每天坚持摄入Omega-3。出乎我意料，几周之后，我的牙龈突然痊愈了。后来我发现，每经历一段高压时期后，我的牙龈问题就会复发，而含有Omega-3的鱼油可以抑制和缓解我的症状。

摄入Omega-3对改善我们的情绪状态和认知能力十分有益。尽管存在六种Omega-3脂肪酸，只有其中三种才与人类生理学相关：α-亚麻酸（ALA）、二十碳五烯酸（EPA）和二十二碳六烯酸（DHA）。我们关注的是后两种。

EPA和DHA被称为必需脂肪酸，因为它们对人体的一些功能至关重要，但两者均不能在人体内自主生成，必须通过饮食摄入。

EPA是某些类二十烷酸前体，这种脂质分子（脂肪）有重要的抗炎症和免疫功能。这种脂肪酸可以通过摄入鱼类，包括鲑鱼、沙丁鱼、金枪鱼、鲭鱼、鲱鱼等，以及鱼油来获得。在内科医学中，EPA被用作降血脂药，以减少血液中脂质——胆固醇和甘油三酸酯的水平。

DHA主要存在于鱼油中，以及一些藻类植物，比如螺旋藻中。事实上，DHA源于藻类植物，藻类植物被鱼类食用后，DHA沿着食物链逐渐向上游移动。这种脂肪酸特别存在于我们的大脑、视网膜和生殖细胞中。神经元和大脑灰质由大量脂肪构成，因此这种物质对其发育和正常发挥其功能非常关键。适量的DHA能够促进人类大脑发育至最佳状态。相反，摄入DHA不足的话，我们将在神经发生和神经递质的新陈代谢方面存在缺陷。

Omega-3拥有重要的抗炎功效。

美国营养生物化学家威廉·E. M. 兰兹自2005年开始进行的研究表明，与Omega-3相对比，人体内的Omega-6含量过高则可能引发心肌梗死、关节炎、骨质疏松、抑郁和情绪紊乱、肥胖以及癌症。Omega-6水平过高是多种疾病的基础。希腊裔博士阿提米斯·西莫波罗丝（Artemis P. Simopoulos）曾在2002年表示摄入人体必需的脂肪酸固然重要，更重要的却是维持Omega-3和Omega-6的比例均衡。人类在进化过程中一直保持着两种物质1:1的消耗，但近几十年来，人类对肉类和加工食品的摄入达到高峰，导致这一比例在西方国家的饮食中已经达到了10:1，在美国甚至能达到30:1。现已证实，降低这一比例有利于预防心脑血管疾病、哮喘、类风湿性关节炎和直肠癌。

如果母亲事先摄入DHA，那么母乳中也会含有这一成分，这对婴儿的神经和大脑发育十分重要，因此推荐妈妈们在怀孕期间摄入这种脂肪酸。DHA不仅在我们的童年时期十分关键，现在已有研究认为人体中适当的Omega-3含量可能会预防老年痴呆和阿尔茨海默病的形成。反之，老年人体内的DHA含量过低更有可能加速大脑认知衰退。我们的大脑高度依赖这种脂肪酸，因此含量不足会导致我们抑郁、认知衰退和其他疾病。记忆力差的患者坚持每天摄入Omega-3，6个月后，记忆力会得到改善。阿尔茨海默病患者服用Omega-3补充剂后病情发展的速度会减缓。此外，DHA还被认为是神经保护素的主要来源，神经保护素是一种参与脑细胞存活和修复的物质。

　　美国伊利诺伊州立大学的法尔扎内法尔（Farzaneh-Far）教授在2010年发现人体内Omega-3含量的升高和端粒长度之间存在积极的关联。

　　最后，Omega-3的作用还包括改善注意力缺失综合征和多动症。如今，美国精神病协会和一些精神卫生手册会建议相关的患者摄入Omega-3来预防几种精神疾病——精神分裂、抑郁、躁郁症等，以及将含有Omega-3的药物用于对这些疾病的治疗中。

第 9 章

最理想的人生版本

我是谁?

认识自我是战胜自我的开始。为了实现内在的自我战胜和自我升华，我通常会带领患者完成以下三步，在这里同样建议你这样做。

1. 认识自我

"我需要了解自己是怎样的人，了解自己的性格，我最喜欢自己哪一点，最讨厌哪一点……"我一贯认为人对自我的认知分为四个方面：

——他人认为的我（我的形象）。

——我自认为的我（我的自我概念）。

——真实的自我（我的本质）。

——社交网络上的我（我的e形象）。

2. 理解自我

搞清楚为什么自己会在这种情况下做出这种反应，了解自己的遗传因素、过往经历，与老板、朋友、员工、伴侣等的人际交往方式。我们回溯童年的时候要注意，不要陷入与出身的对抗中。当你意识到自己的局限、障碍和恐惧，并明晰了它们产生的原因，你便在经营自己内心和管理情绪的路上迈出了巨大的一步。

3. 接受自我

要学会接受有些事情已经如此或者就是如此，不论你做什么都无法改变。

接受自己有不足、会犯错很重要。一个人取得成功的原因不会是完美无瑕或不会犯错，而是因为他懂得不断增强自己的能力。

一旦你认识到了自己的不足，并能够运用自己的优势进行弥补，你的缺点就不会对你造成伤害。

成功者是那些能够享受自己的工作，并在专业领域能力突出的人。他们与你并没有什么不同，只是将时间和精力投入到积极的或他们喜欢的事情上，不断打磨和增强自己的能力。并不是所有人都足够幸运能够从事自己热爱的事业，但是幸福的人、成功的人、在专业领域领先的人，都热爱自己所做的工作，并且做得很棒。

天赋+激情=热爱

想想那些令你深感钦佩的人，无论他们从事什么领域，运动员、企业家、记者、医生、精神领袖、作家……你会发现，他们都是专注于某件事情，不断增强自己这方面能力的人。我并不是说他们在其他一些重要领域做得不好，而是说他们懂得专注于某一特定方面，让自己在这方面的能力胜过其他方面。你此刻想到的任何一个人（是的，任何一个！），其内心都不同程度地进行过战斗，并且也一样经历了很多痛苦才到达今天的位置。

我记得几年前在一场会议上我认识了一位非常有名的外国歌手，他的唱片销量高达数百万，已经在全世界举办过多场大型演唱会。他对我的启发远不只是因为他的歌曲，我已经向他传达了这一点。我当时是他的铁杆粉丝，于是我走过去想和他合照。与人面对面交谈时，他表现得十分亲和专注；他问到了我的家庭，我的职业……当我说我是一名心理医生之后，他告诉我："我已经接受心理治疗很长一段时间了，在人多的地方甚至有时在舞台上我会突然惊恐发作。这已经成为我日常的斗争，我希望有一天我可以战胜它。"

一位世界闻名的歌手在人群密集的地方会惊恐发作！我后来在网络上和现场看过他的演唱会，我永远也不会忘记那场简短的谈话和他那时的微笑，我觉得尽管面对如此可怕的恐惧，这个人无论走到哪里都会成功。

> ### 罗杰·费德勒（Roger Federer）的故事
>
> 费德勒是一个活着的传奇，毫无疑问，他是网球史上最优雅和最优秀的运动员之一。他打破了各种纪录，他的支持者遍布全世界。在2013年7月《马卡报》的一次采访中，记者指出："您的优势一贯表现在发球、右手执拍、截击和各种削球上，而您的弱点似乎是反手击球。"
>
> 费德勒回答说："我当时有两种选择：强化我的优势或者改善我的弱点。如果朝着第二个方向努力，我网球生涯的前景会一眼望得到头。最后，付出代价的会是我的优势。我没有像其他一些人那样，上千次练习反手击球来避免失误。"

所有领域的领袖都需要三个品质：能够得到信息、懂得如何交流以及保持乐观。

比如，很多名人不懂得如何交流，他们给出的信息通常是模糊不清的，随着他们面向的公众以及公众的兴趣点的变化而不断改变。这样的"领袖"并不值得我们信赖。只有那种能够传达融洽、平和以及幸福的人才能发光，才能吸引他人。

最理想的人生版本

　　有成就的人生需要反思、知识、工作、努力、幽默感等各种要素。我把我认为最理想的人生版本的关键要素总结为一个等式。

　　首先，最理想的人生版本需要积极生活的愿望。也就是说，尽管日常生活中多有波折，我们还是会尽力追求最好的结果。这一点从书中无法学到，而是需要我们通过对生活的经历、感受、领悟，更重要的是通过跌倒后再重新站起来慢慢学到。

　　你的人生取决于你所做的各种决定。你必须意识到你的决定塑造着你的人生，因此不能任由自己随波逐流。

最理想的人生版本=（知识+意志力+人生规划）×激情

　　我已经提到你的人生取决于你所做的各种决定；凭借适当的激情、坚定切实的意志力，你可以实现几乎所有目标。之所以说"几乎"是因为有一种我们称之为运气、命运或天意的因素有时会阻碍我们取得成功或达到我们的目的。

　　有一些风险也会阻碍我们取得成功：

——如果缺少知识，没有什么比一个狂热又有野心的傻子更加危险。

——如果缺少意志力，你会一腔热血地开始，但很快就偃旗息鼓。

——如果缺少人生规划，你会沉溺在短浅和暂时的满足中，成为它的奴隶。

——如果缺少激情，你将永远不会成为一个领袖，不会熠熠发光、感染他人。

知识

> 幸运之神只会眷顾有准备的人。
>
> ——路易斯·巴斯德（Louis Pasteur）

这位法国科学家的名言一直让我觉得十分振奋人心。后来，作家艾萨克·阿西莫夫（Isaac Asimov）对这句话进一步加工，表示"只有做好准备、勤于学习和怀有热忱和意志力的人才能取得人生成就"。

这句话用在心理领域能产生强大的力量。或许运气（或者称为天意）就在我们身边，只是我们没能恰当地感受或领会到。运气更偏爱那些做好准备的人，那些已经具备足够的知识和技能以便机会真的降临时，能够抓住它们的人。所有人都拥有一件能帮助我们达成目的的强大工具——我们的学习和提高自我素养的能力。关键是：你准备好去学习了吗？

我们会在治疗中采用"读书疗法"。一方面，我们会推荐一些心理学辅助读物，帮助你明白你所经历的问题以及战胜它们的方法；另一方面，我们会推荐一些具有吸引力的小说，帮助你从消极情绪和负面的情绪状态中解脱出来。

　　你要避免在电视、社交网络或短视频上消磨时间。户外活动、体育锻炼和阅读才是强大的抗抑郁良药和心理镇静剂。

意志力

　　不要忘了，只有当你有原则、有条理、持久且努力地致力于提高自己的能力时，你才能收获最理想的人生版本。你应当根据自己的能力，学着每天执着于追求某个目标。

　　意志力是什么？意志力是能将即刻的奖励和满足推后的能力。有意志力的人对人生有远见，能够树立具体的目标，并愿意为之冒险。意志力需要坚定、决心和毅力。

　　这也是"希望"和"欲望"的区别所在。"希望"需要做出一个坚定的决定；而"欲望"寻求的是一种即刻的拥有或满足——美食、酒水、性爱或冲动，具有迅速的特点，能够一瞬间使人满足，但并不会让人有所增进。反之，"希望"着眼于更远大的目标，需要一个具体而周密的计划，并且为之持久努力。它更加充实完满，正是因为得益于这一过程，我们才能够不断成长。

　　拥有良好的意志力是在谋取和放弃的基础上个人长期训练的结果，意志力能够让我们变得强大而坚韧，促使我们追求不是最简单的，而是对我们自身最有益的结果。意志力不是一种生来就有的遗传馈赠，而是我们通过后天的努力取得的。

　　意志力就是决心。我们需要经过事先考虑后选定一个具体的方向，对其利弊进行评估并明确实现该目标的道路。成熟最显著的标志之一就是具有强大的意志力。与之相反，脆弱的意志力是不成熟最明显的标志之一，会让我们很快放弃对目标的追求。

这一部分值得拿一整本书来详细讲述。我推荐《提高智慧的五个建议》（恩里克·罗哈斯）这本书，这本书指出，条理、恒心、坚持不懈和努力是推动任何一个计划或事业向前发展的动力。缺乏这些品质，想法再好，最终也会逐渐黯淡，失去力量。

良好的意志力能引导我们实现最理想的人生版本。

确定长期目标和短期目标

塞内卡（Séneca）说过："不知道该去往何处的人不会遇到顺风。"没有计划的人只能是即刻事物的奴隶，他们凭着冲动、情绪或感觉行事，因此十分容易被操纵。

有的人在比你的境况恶劣千百倍的环境下开启了他们的计划，最终能够实现他们的目标。因此，不要害怕改变长期和短期目标，只要这种改变有益于你的身心健康或有益于改善夫妻关系、家庭关系或友情。由性格决定的习惯会对你的生活产生巨大的影响。一个人只有面临严重的危机如个人危机、经济危机、家庭危机等或身患疾病时，才会做出真正的改变。正如纽约西奈山伊坎医学院的心脏病专家瓦伦丁·弗斯特（Valentín Fuster）所说："戒烟最好的办法是得梗死。"

让你的心自由飞翔，制订一个行动计划并去实施它。

人生的规划始于一个可以抓住并能够支撑自我的目标，你要制订计划、保持实际，并主动去追寻它。在这本书的开始我曾说过，没有什么比"事情总在你最不期望的时刻发生"这句话更能戳中人的痛点。这会让我们陷入一种消极的、危险的态度，丧失斗志，消极等待……尽管最终或许什么也不会发生。要大胆地去想象，去构想宏大的目标，制订计划并完成它！制订计划能让我们欣赏一路取得的各种成果，从而获得个人成就感。真正的幸福就在于你走过的这些小小的步伐中。但不要对某一个目标过于执著，懂得根据实际情况及时调整计划很重要，否则会受到失败的沉重打击。

激情

> 要把更多的时间投入到真正让我们觉得幸福的事情中。
>
> ——佚名

激情在最理想的人生版本的公式里不是加数，而是乘数。激情会改善我们的神经联系、强化神经发生，即新神经元的产生，以及延长端粒。我们生来是为了追寻幸福，为了向他人传递这份幸福和分享生命中美好的事物。根据梅奥诊所的研究，悲观主义者的预期寿命会缩短，甚至可达19%。

佩普·瓜迪奥拉（Pep Guardiola）到达巴塞罗那足球俱乐部时说了什么？"今天我想对你们说的是我们要全力以赴。我不知道我们会赢还是会输，但无论如何我们要去尝试。做好准备，我们将度过一段美好的时光。"正是如此，多年来我们都在享受着他们精彩的足球表现，甚至皇马的球迷也是如此。

乐观心态能够通过学习获得吗？

绝对可以。心理学家泰勒·本-沙哈尔（Tal Ben-Shahar）在哈佛大学开设了一门课程教授如何获得幸福，这门课程成了哈佛大学最受欢迎的课程。我们能够学会积极，这是一个漫长的过程，但充满了满足感和改善我们身心健康的可能性。乐观主义是一种捕捉当下瞬间的方式，正如我们前面提到的，幸福不在于我们经历了什么，而是我们如何解读这些经历。人生走得最远的那些人能够用积极的目光看待世界和他人，并懂得向他人传递这种积极。乐观主义者会懂得计划，而悲观主义者永远在寻找一个不去开始的借口。

正如默里·巴特勒（Murray Butler）所说的，人分为三种："一种使得事情发生，一种看着事情发生，还有一种问发生了什么。"你是哪一种？

重新开始永远为时未晚

朱迪斯的案例

我是在一个学院参加完一场关于教育和心理弹性的会议后认识朱迪斯的。她走过来同我交谈，告诉我说："我是一名演员，我在网上看到你会来这儿参加会谈，所以来找你。我不想继续活下去了，我受不了了，我想自杀。"

我惊呆了。我对电影了解不多，更不用说外国电影了（她有轻微的外国口音）。我问了她的名字，但这时候学院院长突然找到我，送给我一本专门为纪念学院成立50周年而作的书，趁那个片刻，我在谷歌上搜索了她的名字。她竟然是一名情色演员，在网上拥有一百多万的粉丝！

我重新走到朱迪斯身边，问她为什么感到悲伤，她告诉我她自幼相识的真命天子向她求婚了。朱迪斯喜欢她的男朋友，尽管有些许的不确定，"我不知道我爱不爱他……我甚至不知道自己是不是有能力去爱别人！"但她知道自己和他没有未来。朱迪斯说："他希望我退出电影圈，我已经准备好这样做了，但是如果我们有了孩子……你不会明白的……如果有一天他们在网上搜到我怎么办……我没有未来的。"

我们留在会议的举办地，小心翼翼地谈起了情色电影这一话题。我的措辞十分谨慎小心，以免伤害到她，而她也感受到了这一点。"谢谢你没有评判我，我需要帮助……我最担心的事情是不能抹去我的过往和伤痛，不能重新开始。"

我和她约了第二天一早的心理咨询。整个晚上我翻来覆去地在想这件事情，还给一位警察朋友打了电话，问他是否有可能改换身份，以及需要哪些条件。

第二天上午，我得到了自己需要的信息。朱迪斯的母亲是外国人，父亲是西班牙人，她有双重国籍，我们谈到了改名换姓的可能性，尽管她工作的时候使用的是假名。我们小心地进入了她的过往世界，谈到了她是如何在不同国家拍摄情色电影，如何陷入纸迷金醉的卖淫和毒品世界。她有很多深重的创伤有待治愈。

朱迪斯允许我走进她的世界。带着十二万分的小心，我们深入到她的童年，她母亲的抛弃、父亲的酗酒和后来的自杀，她10岁的时候被一个亲密的亲人性侵，她18岁时长成了一个漂亮的女孩子，吸引了一众男生。她便是在那时认识了劳尔——她的真命天子。朱迪斯当时在感情上并不喜欢认真，但劳尔从第一天起就宣告了自己永恒的爱，并许诺会一直等她。

不久之后，有人向朱迪斯抛出了橄榄枝，邀请她去另外一个国家当模特，她答应了。她当时需要钱……晚上她流连于酒吧，在那里她接触到了毒品和卖淫。他们给出的酬劳非常可观，朱迪斯渐渐不再感到愧疚，至少看上去如此。夜晚来临的时候她会哭泣，但流不出眼泪，她的内心感受到一天比一天更强烈的空虚感。劳尔得知这一情况后，到处寻找她，试图把她拉出泥沼，但没有成功。他给朱迪斯送书，给她发各种关于战胜自我、痛苦和创伤的座谈会视频。

经过几周的心理治疗，朱迪斯平静了许多，也在进行着各种改换身份和面貌的手续。她的脸没有特别高的识别度，因此整容的时候也没费太大力气。

与朱迪斯相识几个月之后，她和劳尔一起来到了咨询室。劳尔是一个非常好的小伙子，他对朱迪斯的爱从始至终没有变过，并且知晓过往生活给朱迪斯留下的巨大的潜在创伤。

几个月之前我收到了这样一封信。

亲爱的医生：

我已经到了一个新的国家。然而在我的内心深处这里并不算新的，因为我的母亲曾在距离我们现在定居地不远的地方度过了她的童年。我现在开始做服装生意，尽管进展很缓慢，但是我满怀希望。我带着我的全部积蓄，如果一切顺利的话，我们会在下一个春天结婚。感谢你的帮助，我又重新获得了活下去的勇气！

重新开始永远为时未晚。

附言：我把你的联系方式发给了我的几个同事，希望你也能帮到她们。不要告诉她们我在哪儿。

祝万事顺意。

朱迪斯

第十次印刷后记

亲爱的读者：

　　医学，特别是精神病学是非常神圣的。当我还是个孩子的时候，我就立志帮助他人，并愿意为此奉献终身。你们手中的这本书融汇了我多年的研究、数十篇钻研分析过的文章、成百甚至上千我精心治疗过的案例、大量常识以及反复更新的成果。

　　书籍出版后得到了良好的反响，这让我感到十分高兴。我相信每一位拥有这本书的人都或多或少抱有同样的目的——认识自己。这也正是刻在德尔斐（西方文明源头之一希腊文明的发源地）阿波罗神庙里的一句至理名言。了解自我，理解为什么我们会经历这些事情，是一项浩大的工程，但也是我们实现内心平衡，增强周边的人际关系的第一步。

　　本书自出版以来，我收到了很多读者的来信，他们开心地告诉我自己在认识自我这项艰难的任务中取得的进步，这让他们能够更好地生活。感谢这本书和我的读者们，感谢你们，让我发现了以另一种方式来实现自己帮助他人的志向的方法。

　　我希望这本书不仅作消遣之用，还能对你的生活有所帮助。

　　祝万事顺意！

致 谢

毫无疑问，我要先感谢的是那个特殊的存在，感谢他无条件和不懈的支持，没有他我不可能完成这本书；感谢赫苏斯（Jesusín），他一直以来的快乐始终感染着我；感谢恩里克（Enrique），他在最糟糕的时刻激发出了我坚韧的一面；感谢哈维（Javier），感谢他从始至终的陪伴。

感谢我的父亲，他是我在精神科学上的导师和引路人。

感谢我的母亲，她让我明白只要付出努力和激情，万事皆可成。

感谢克里斯提娜（Cristina），感谢她一直以来的相知相伴。

感谢伊莎贝尔（Isabel），她手拉手带我进入了情绪的世界，让我接触到了这一激动人心的以帮助他人为己任的职业。

感谢这些年向我传授知识的老师和医生。

感谢我的患者，你们是我真正的导师，感谢你们让我在你们最艰难的时刻成为你们生命的一部分，也让我有机会为你们的恢复感到高兴。

感谢西班牙行星集团和埃斯帕萨出版社，让我有机会在这样一本书里传达我一直以来渴望传达的内容。

感谢费尔南多（Fernando），感谢他对书籍内容的耐心校对。

最后，我想感谢阿穆尔德纳（Almudena）和基克（Quique），你们是天作之合，感谢你们终日的照顾和陪伴。